Hazem Fourati

La responsabilité médicale en radiologie

Hazem Fourati

La responsabilité médicale en radiologie

A propos d'affaires portées devant la justice tunisienne

Presses Académiques Francophones

Imprint
Any brand names and product names mentioned in this book are subject to trademark, brand or patent protection and are trademarks or registered trademarks of their respective holders. The use of brand names, product names, common names, trade names, product descriptions etc. even without a particular marking in this work is in no way to be construed to mean that such names may be regarded as unrestricted in respect of trademark and brand protection legislation and could thus be used by anyone.

Cover image: www.ingimage.com

Publisher:
Presses Académiques Francophones
is a trademark of
International Book Market Service Ltd., member of OmniScriptum Publishing Group
17 Meldrum Street, Beau Bassin 71504, Mauritius

Printed at: see last page
ISBN: 978-3-8416-3469-6

Zugl. / Agréé par: Université de Sfax, Faculté de Médecine de Sfax. 2009

Copyright © Hazem Fourati
Copyright © 2015 International Book Market Service Ltd., member of OmniScriptum Publishing Group
All rights reserved. Beau Bassin 2015

Sommaire

Sommaire

Introduction 4

Rappel juridique 7
1-Historique
2-Définition et objet de la responsabilité médicale
3-Différents types de responsabilités
4-Les procédures judiciaires

Histoire et progrès de la radiologie 28

Exposé des affaires *36*

Casuistiques 51

Discussion 53
1-Responsabilité de l'indication de l'acte
2-Responsabilité de l'information et recueil du consentement éclairé
3-Responsabilité de la réalisation de l'acte
4-Responsabilité de l'interprétation
5-Responsabilité dans la réalisation des actes interventionnels
6-Responsabilité médicale et radioprotection
7-Responsabilité médicale et télémédecine en radiologie

Prévention 91

Conclusion 97

Références bibliographiques 105

Introduction

Introduction

L a médecine d'aujourd'hui a évolué en cinquante ans plus qu'elle n'en a fait en cinquante siècles. La découverte des rayons X ainsi que leur application médicale représente l'une des révolutions de ce dernier siècle.

La radiologie évolue si vite que tout le monde a du mal à la suivre, y compris le radiologue. La révolution de l'imagerie médicale trouve ses origines dans l'évolution des sciences médicales et les avancées technologiques. L'ère de la radiologie conventionnelle analogique est en voie d'extinction. Elle cède le pas à l'imagerie numérique et à de nouveaux systèmes de détection avec l'emploi d'appareils modernes sophistiqués, capables de donner des résultats rapides et précis [1].

Le radiologue existe pour la valeur ajoutée qu'il représente, issue d'une réflexion à partir d'une technique appliquée. Caillé a cité que le radiologue ne doit se contenter de produire des images et rentabiliser des investissements, il doit apporter une valeur ajoutée qui fera de lui un spécialiste authentique, un consultant crédible et non plus un prestataire de service.

Avec ces progrès acquis, le patient et son entourage, ne peut comprendre ni admettre que le radiologue puisse faire une erreur de diagnostic, ou qu'un accident ou une complication surtout grave survienne à la suite d'un examen radiologique diagnostique ou lors de la radiologie interventionnelle.

La responsabilité médicale du radiologue s'inscrit naturellement dans le cadre général de la responsabilité médicale mais avec la particularité d'être confrontée à des problèmes de diagnostic, de plus en plus complexes, et des complications parfois graves.

L'objectif de notre travail est de :
- rappeler les principes généraux de la responsabilité médicale en Tunisie ;
- préciser les particularités de la responsabilité médicale en radiologie en droit tunisien et en droit comparé ;
- proposer des mesures préventives, des précautions et des conseils capables de réduire la mise en jeu de la responsabilité en radiologie.

Pour atteindre ces objectifs, nous nous sommes basés sur l'analyse de six affaires concernant la responsabilité médicale en radiologie.

Notre travail comporte :
- une étude théorique comportant un rappel historique, l'évolution des différentes techniques utilisées en radiologie et les principes généraux de la responsabilité médicale ;
- une étude analytique des six affaires en responsabilité ;
- une discussion médicolégale ;
- des mesures de prévention du risque médicolégal en radiologie.

Rappel juridique

1-Historique

La responsabilité médicale est un concept ancien qui a nettement évolué avec le temps.

Dans le code d'Hammourabi, il existait déjà des articles sur l'exercice de la médecine, parmi lesquels on trouvait des articles sur la punition du médecin maladroit ou malchanceux dont l'article 218 qui stipule « *Si un médecin traite un homme libre d'une plaie grave avec le poinçon de bronze et le tue, et si avec le poinçon de bronze il ouvre la taie et crève un œil on lui coupera les mains* »[2].

Chez les égyptiens pharaoniques, les médecins faisaient partie de l'élite des fonctionnaires nationaux et bénéficiaient d'une assez grande considération. Les médecins n'étaient pas tenus responsables des résultats, même s'ils conduisaient à la perte du malade [3].

Chez les grecs, La médecine connaît son apogée avec Hippocrate. La responsabilité du médecin est de type moral, comme le laisse supposer le serment d'Hippocrate qui fait jurer au médecin de ne pas nuire. Ce serment implique l'interdiction pour un médecin d'administrer un médicament qui provoquerait l'avortement chez la femme, sous peine d'une condamnation sévère. Il est rapporté dans l'histoire de la médecine grecque que les médecins désignaient l'un d'entre eux (connu pour sa sagesse, son habileté et son expérience) pour surveiller la pratique des médecins et recevoir les plaintes des malades [3,4].

Les Romains considéraient l'Homme comme responsable de ses actes, donc responsable des dommages causés à autrui.

Mais comme ils différenciaient le citoyen de l'esclave, la responsabilité du médecin n'était pas mise en jeu si un esclave mourait sous ses mains : il devait simplement rembourser le maître ou lui en fournir un autre. [5]

Chez les arabo-musulmans, la notion de responsabilité médicale était surtout une notion morale et religieuse. Selon un hadith rapporté par Abou Daoud « est garant celui qui exerce la médecine alors qu'il l'ignore. », Ces paroles du prophète furent la base éthique et morale de l'exercice des médecins.

Ibn Qayim Al Jawziya (savant musulman du 14e siècle) a parlé, dans son oeuvre « La médecine prophétique », du médecin habile qui est tenu de respecter d'une vingtaine de règles de bonne conduite, puis il a parlé de la responsabilité médicale en distinguant plusieurs catégories dont: [5]

- Un médecin habile qui aurait proprement exercé son métier sans commettre de dégâts mais il se fait que son action, autorisée par le législateur et le malade, atrophie l'organe ou cause la mort. Dans ce cas, il n'est pleinement responsable car il a été autorisé à pratiquer.

- Un médecin habile qui, autorisé à opérer, accomplit parfaitement sa tâche or il commet une erreur qui altère un organe sain telle celle commise par un circonciseur qui porte atteinte au gland. Dans ce cas, il assumera la responsabilité de son erreur.

- Un médecin habile et avisé qui a prescrit au malade un médicament qui s'est avéré délétère, provoquant le décès. Dans ce cas, l'indemnisation se fait soit par le médecin soit par le trésor public.

A noter qu'aucune condamnation de médecin n'a été rapportée dans l'histoire de la médecine arabo-musulmane.

Au XVII siècle, la pensée se développa et on dénonçait la tromperie du pouvoir médical en reprochant l'absence de compétence du médecin.

Au XIX siècle, le code de Napoléon ou code civil fut rédigé entre 1800 et 1804; le code pénal en 1810. Tous les deux prévoyaient la responsabilité médicale en cas de non respect des règles de bonne conduite.

Un arrêt historique, (arrêt Dupin) fut le 18 juin 1835, au cours duquel la Cour de Cassation française rejeta le pourvoi du Dr. Thouret–Novoy qui était condamné pour maladresse et négligence suite à une blessure de l'artère humérale. Laquelle était la cause d'une amputation du membre du malade. Cet arrêt marque la naissance d'une responsabilité médicale basée sur la faute (responsabilité délictuelle) [4].

Il a fallu attendre l'arrêt célèbre de la Cour de Cassation française du 20 mai 1936 connu sous le nom d'arrêt MERCIER. Cet arrêt déplace la responsabilité médicale du domaine délictuel au domaine contractuel. Ainsi furent définies les bases du contrat de soins et les obligations du médecin.

Dans notre pays, le décret (« Amr ») du 27 novembre 1888 a été la première notion juridique relative à la responsabilité pouvant concerner le médecin exerçant dans le secteur public. Il a établi la responsabilité aux communes, et aux administrations publiques pour les faits ou fautes imputables à leurs agents [6].

La notion de responsabilité médicale est apparue dans le code des obligations et des contrats (COC) tunisien promulgué en 1906. Le code pénal (CP) tunisien élaboré en 1913, sert de base juridique en matière de responsabilité médicale pénale. Le code de déontologie médicale (CDM) promulgué en 1993 est un code de morale et sert de base pour la juridiction professionnelle représentée par le conseil de discipline de l'ordre des médecins.

2-Définition et objet de la responsabilité médicale

La responsabilité : c'est l'obligation morale ou juridique de répondre de ses actes et d'en supporter les conséquences.

Elle peut être définie à la manière de SARTRE comme « la simple revendication logique des conséquences de notre liberté » [4].

La responsabilité médicale correspond au degré de réponse que peuvent donner, envers les particuliers ou la société, à l'occasion de leur profession, les docteurs en médecine [4].

En droit tunisien, le médecin répond en premier d'une responsabilité de droit commun, sa responsabilité peut alors être civile ou pénale.

Le médecin fonctionnaire de l'état, répond aussi d'une responsabilité de droit public du fait de sa fonction. C'est la responsabilité administrative.

Le médecin qu'elle que soit son cadre d'exercice, peut voir sa responsabilité engagée en cas d'infraction au CDM. C'est la responsabilité ordinale.

En matière d'atteinte à l'intégrité corporelle, la législation tunisienne actuelle ne comporte aucun texte spécifique à la responsabilité médicale. Les juges de l'ordre judiciaire font application d'articles généraux du CP, du COC, et d'autres dispositions réglementaires.

Les juges administratifs s'appuient le plus souvent sur la jurisprudence établie par le tribunal administratif.

Quant au Conseil de l'Ordre des Médecins, il se réfère au CDM.

L'objet de la responsabilité médicale est double [7]:
- la répression qui vise à sanctionner tout médecin qui manque à ses obligations professionnelles.
- l'indemnisation qui vise à réparer le dommage causé à un malade à la suite d'une faute dans les soins.

3-Différents types de responsabilités
3-1-La responsabilité juridique
3-1-1-La responsabilité civile

La responsabilité médicale civile est l'obligation de réparer le préjudice ou le dommage que le médecin pourrait occasionner à une personne (le malade ou la personne qui l'accompagne) au cours de l'exercice de sa profession du fait d'un acte ou d'une abstention [8].

Elle peut concerner le médecin de libre pratique, le médecin qui exerce à une clinique privée, à titre salarié ou encore à titre bénévole [9].

La responsabilité médicale civile peut être soit contractuelle, soit délictuelle ou quasi-délictuelle selon qu'il existe ou non un contrat de soins entre le médecin et le malade [9].

3-1-1-1-La responsabilité civile contractuelle

Elle trouve son fondement historique dans un arrêt célèbre, connu sous le nom d'arrêt MERCIER du 20 mai 1936 de la Chambre Civile de la Cour de Cassation française. Voici le texte complet :

« Il se forme entre le médecin et son client un véritable contrat comportant pour le praticien l'engagement sinon bien évidement de guérir le malade, ce qui n'a jamais été allégué, mais du moins de lui donner des soins non pas quelconques, mais consciencieux, attentifs, et, réserve faite des circonstances exceptionnelles, conformes aux données acquises de la science. »

Le même arrêt ajoute, *« la violation, même involontaire, de cette obligation contractuelle, est sanctionnée par une responsabilité de même nature, également contractuelle »* [4].

La jurisprudence reprend toujours cette formule. Tout au plus on remarque une variante : les données *« acquises »* ont cédé la place aux données *« actuelles »* ou *« récentes »*, sans doute pour insister sur le devoir permanent qui incombe au médecin de mettre à jour ses connaissances.

Cet arrêt revêt une importance considérable en sens qu'il définit encore jusqu'à nos jours les contours de l'obligation médicale [8].

En Tunisie, la responsabilité contractuelle trouve son fondement dans l'article 277 du COC qui stipule : *« Les dommages intérêts sont dus, soit à raison de l'inexécution de l'obligation, soit à raison du retard dans l'exécution, et encore qu'il n'y ait aucune mauvaise foi de la part du débiteur »*.

3-1-1-1-1-La nature de l'obligation du médecin:

Pour le médecin, il découle de l'arrêt Mercier une obligation de moyens et non pas de résultats, le médecin s'engage à soigner, et non pas à guérir [4].

L'obligation de moyens se justifie par l'aléa qui plane sur les résultats de l'acte médical. Le médecin ne peut pas promettre une guérison qui est étroitement dépendante de la nature de la pathologie, du terrain et de l'inachèvement des connaissances médicales [10].

L'obligation de résultats en médecine, ne concerne que quelques domaines particuliers : chirurgie esthétique, examens de laboratoire, diagnostic de grossesse,... [11]

Dans le domaine du diagnostic et du traitement, l'obligation de moyens est d'abord une obligation de soins [12], « *non pas quelconques, mais consciencieux, attentifs, et conformes aux données actuelles de la science* ». Le CDM ajoute (dans ses articles 32 et 33) : « *s'il y a lieu en s'aidant ou se faisant aider, des conseils les plus éclairés et les méthodes scientifiques les plus appropriées* », mais en se limitant « *au nécessaire ses prescriptions et ses actes* » [13].

Le médecin doit soigner son patient en utilisant les moyens dont il dispose, et dont tout autre médecin aurait pu disposer à sa place, tant pour l'investigation que pour la thérapeutique [14].

L'obligation des soins attentifs suppose ainsi une prise en charge adéquate du patient, avec interrogatoire, gestes d'examen d'ordre clinique ou paraclinique. Elle suppose aussi de respecter le principe de prudence, de diligence et d'adresse, et d'évaluer l'urgence et le rapport bénéfice/risques.

L'obligation des moyens est aussi une obligation de suivi et de dévouement, ce qui implique de proposer au patient une conduite à tenir au décours d'un acte médical et de le revoir en consultation si besoin. Quelles que soient les circonstances, la continuité des soins doit être assurée.

L'obligation d'information et le consentement qui est conséquent, sont la base d'un contrat valide. Cette information doit être suffisante pour le patient, en vue d'obtenir un consentement libre et éclairé. Elle vise en particulier à rendre le malade codécideur en ce qui le concerne, et à prévenir ou à limiter les effets secondaires et les complications possibles.

L'obligation de moyens inclut encore une obligation de compétence et d'indépendance. Le CDM oblige les médecins d'entretenir et de perfectionner leurs connaissances (Article 14) et de ne pas aliéner leur indépendance professionnelle sous quelque forme que se soit (Article 11).

3-1-1-1-2-Le contrat de soins

Dés lors qu'un médecin de libre pratique, librement choisi par un malade, accepte de lui donner ses soins, il s'établit entre eux, dés le premier contact même téléphonique un contrat :
- tacite : oral, non écrit
- synallagmatique ou bilatéral : engage le médecin et le malade
    - le médecin s'engage de donner des soins corrects, prudents et conformes aux données actuelles de la science.
    - le malade s'engage à payer le médecin à payer le médecin et suivre ses prescriptions.
- cumulatif : basé sur un échange entre le médecin et le malade
- symétrique : réciproque
- fait la loi des parties.

La validité du contrat de soins exige quatre conditions. L'article 2 du COC, prévoit « *les éléments nécessaires pour la validité des obligations qui dérivent d'une déclaration de volonté sont : la capacité de s'obliger, une déclaration valable de volonté, un objet certain pouvant former un objet d'obligation et une cause licite de s'obliger »* [15].

3-1-1-2-La responsabilité civile extracontractuelle

Il existe des cas où, la responsabilité se situe en dehors du contrat de soins, les principes de la responsabilité contractuelle ne peuvent s'appliquer. Les règles de la responsabilité civile extracontractuelle s'appliquent alors. Il s'agit de [16] :

- *Dommage causé en dehors du cadre contractuel*

Ce dommage peut toucher un objet appartenant au patient, ou être corporel et survenir après l'achèvement du contrat médical (exemple : la chute du patient dans le cabinet, après les soins).

- *Nullité ou absence de contrat*

Il arrive qu'aucun contrat entre les deux parties n'ait été réellement conclu:

- soit parce que le patient n'était pas en mesure de donner son consentement (état d'inconscience) ;
- soit parce que le praticien a donné ses soins en exécution d'une obligation légale (obligation de porter secours à personne en danger).

- *Action des victimes par ricochet*

Lorsque l'action en réparation est intentée par les ayants droit du patient, demandant la réparation de leur préjudice personnel, ces derniers sont tiers au contrat médical.

- *Déqualification contractuelle devant les juridictions répressives*

Lorsque la victime pose sa plainte devant les juridictions répressives, la réparation (par constitution partie civile) se fait sur le fondement de la responsabilité extracontractuelle.

L'article 82 du COC traite la responsabilité délictuelle où le dommage a été causé volontairement. « *Tout fait quelconque de l'homme qui, sans l'autorité de la loi, cause sciemment et volontairement à autrui un dommage matériel et moral, oblige son auteur à réparer le dommage résultant de son fait, lorsqu'il est établi que ce fait en est la cause directe.* »

L'article 83 du COC traite la responsabilité quasi-délictuelle où le dommage a été causé de façon non volontaire suite à une faute. « *Chacun est responsable du dommage moral ou matériel qu'il a causé, non seulement par son fait, mais par sa faute, lorsqu'il est établi que cette faute en est la cause directe...* »

L'article 96 du COC traite la responsabilité du fait des choses inanimées (de son matériel, de ses locaux). « *Chacun doit répondre du dommage causé par les choses qu'il a sous sa garde, lorsqu'il est justifié que ces choses sont la cause directe du dommage, s'il ne démontre :*

1) qu'il a fait tout ce qui était nécessaire afin d'empêcher le dommage ;

2) et que le dommage dépend, soit d'un cas fortuit, soit d'une force majeure, soit de la faute de celui qui en est victime. »

L'article 245 du COC traite la responsabilité du fait des préposés (personnel, représentant...). « *Le débiteur répond du fait de son représentant et des personnes dont il se sert pour exécuter son obligation, dans les mêmes conditions où il devrait répondre de sa propre faute, sauf son recours tel que de droit contre les personnes dont il doit répondre.* »

Parallèlement au droit pénal, les notions d'imprudence, de négligence, d'inattention, de maladresse, servent de toile de fond à l'évaluation de la responsabilité [6].

3-1-1-3-Conditions de mise en jeu de la responsabilité médicale civile

La mise en cause de la responsabilité médicale nécessite la réunion de trois conditions [16] :
- une faute : acte médical générateur du dommage;
- un dommage ;
- un lien de causalité direct et certain entre la faute et le dommage

3-1-1-3-1-la faute :

Elle constitue le fondement de la responsabilité médicale.

Les juristes définissent la faute comme étant « *un manquement à un devoir préexistant que n'aurait pas commis une personne avisée placée dans les mêmes circonstances que l'auteur du dommage.* » [17].

Dans le cadre des délits et quasi-délits, l'article 83 du COC définit la faute comme suit « *...La faute consiste, soit à omettre ce qu'on était tenu de faire, soit à faire ce dont on était tenu d'abstenir, sans intention de causer le dommage.* »

En matière médicale, et dans le cadre du contrat du soin, la faute consiste à l'inexécution de l'obligation de donner des soins consciencieux, attentifs et conformes aux données actuelles de la science. Le médecin a donc l'obligation de se comporter avec prudence et diligence dans les soins qu'il donne, et s'il est prouvé qu'il ne respecte pas cette obligation, il commet une faute.

Dans le domaine médical, la jurisprudence retient deux types de faute :
- les fautes de science ou fautes techniques ;
- les fautes de conscience ou fautes contre l'humanisme médical.

Les fautes techniques : sont commises au cours de l'acte de soins, soit au cours du diagnostic (clinique ou paraclinique), soit au cours du traitement ou de la surveillance.

Les fautes contre l'humanisme médical : se caractérisent par la violation, par le médecin, des obligations inhérentes à sa profession et orientées vers le respect de la personne malade. Il peut s'agir de :
- une omission d'informer le malade sur les conséquences d'un acte ou d'une exploration et de recueillir son consentement,
- une violation du secret médical.

3-1-1-3-2-le dommage :

Il doit être certain, direct, actuel et évaluable [18]. Il peut être purement matériel (patrimonial) ou moral (extrapatrimonial). Il s'agit le plus souvent d'une atteinte à l'intégrité corporelle. Dans ce cas, il s'apprécie en différentes catégories ou chefs de préjudices : souffrances endurées, préjudice esthétique, préjudice professionnel, les frais de soins, Incapacité permanente partielle (IPP), etc. [8].

Selon l'article 107 du COC [15] *« les dommages, dans les cas de délits et de quasi-délits, sont la perte effective éprouvée par le demandeur, les dépenses nécessaires qu'il a dû ou devait faire afin de réparer les suites de l'acte commis à son préjudice ainsi que les gains dont il est privé dans la mesure normale en conséquence de cet acte... ».*

3-1-1-3-3-le lien de causalité :

Il signifie la relation de cause à effet directe et certaine entre la faute et le dommage : « il y a un dommage parce qu'il y a une faute prouvée du médecin »[19].

Le lien de causalité ne se présume pas et doit être positivement établi. La responsabilité est écartée en cas de lien de causalité douteux ou hypothétique[20].

Une faute sans dommage, à l'inverse un dommage sans faute, ou encore l'absence de lien de causalité entre une faute commise par le médecin et le dommage occasionné au patient constituent autant de situations exonératoires de la responsabilité [8].

Il appartient à la victime de prouver l'existence d'un lien de causalité entre le dommage qu'elle a subi et la faute du médecin et ce sont les médecins experts qui doivent l'apprécier [4].

3-1-2-La responsabilité pénale

C'est la responsabilité du médecin devant la société et l'ordre public. Elle est engagée en cas d'infraction à un texte pénal.

Dans le CP, il existe des infractions générales qui s'appliquent pour tout citoyen et qui peuvent être appliquées pour le médecin à l'occasion de l'exercice de sa profession (blessure involontaire, homicide involontaire…)

En plus il existe des infractions spécifiques pour le corps médical et paramédical (divulgation du secret médical, délivrance de faux certificats médicaux…)

La responsabilité médicale pénale présente les caractères suivants, elle est :

- Répressive : Elle vise la sanction d'une faute pénale. Cette sanction peut être une peine d'emprisonnement et/ou une amende.

- Individuelle et personnelle : C'est l'auteur de la faute qui est directement et personnellement responsable de la faute et doit répondre devant la société des conséquences de cette faute.

- Peut être engagée quelque soit le mode d'exercice (public ou privé) et le grade (Interne, résident, assistant, professeur, etc…).

- Ne peut pas être couverte par une assurance : l'amende doit être réglée sur le compte propre du médecin [11,17].

Le fait reproché doit constituer une faute pénale, une infraction qualifiée au CP. La faute relevée entraîne l'application d'une sanction prévue par le même code et, si la victime s'est portée partie civile, il a le droit à une réparation.

L'existence d'un dommage n'implique pas obligatoirement l'existence d'une faute pénale [21].

Seule une faute caractérisée, devrait être exigée pour engager la responsabilité pénale du médecin [22].

L'absence d'infraction ou de faute, exclut toute responsabilité pénale et toute sanction. En cas de doute, l'accusé est présumé innocent.

Les infractions que le médecin peut commettre à l'occasion de son exercice professionnel sont multiples et peuvent être constitutives, selon leur gravité, de contravention, de délit, ou de crime.

Du fait de son activité particulière sur le corps humain, le médecin peut voir sa responsabilité pénale engagée, le plus souvent, pour atteinte involontaire à l'intégrité corporelle du patient sur la base des articles 217 et 225 du CP tunisien [23].

Selon l'article 217 «*Est puni de deux ans d'emprisonnement et de sept cent vingt dinars d'amende, l'auteur de l'homicide involontaire, commis ou causé par maladresse, imprudence, négligence, inattention ou inobservation des règlements.*».

Selon L'article 225 «*Est puni d'un an d'emprisonnement et de quatre cent quatre vingt dinars d'amende, quiconque aura, par maladresse, impéritie, imprudence, inattention, négligence ou inobservation des règlements, causé des lésions corporelles à autrui ou les en aura provoqué involontairement*».

Ces deux infractions (homicide et blessures involontaires) ne se distinguent que par leur résultat : la mort des victimes ou les blessures qui leur sont infligées.

Pour que la responsabilité pénale soit engagée, il faut un lien de causalité direct et certain entre la faute relevée (maladresse, imprudence, négligence, inattention, inobservation des règlements) et le dommage subi (homicide ou blessures) [20].

D'autres infractions peuvent engager la responsabilité pénale du médecin à l'occasion de l'exercice de sa profession :
- l'atteinte volontaire à l'intégrité corporelle : l'euthanasie.
- la délivrance de faux certificats.
- la divulgation du secret médical.

- l'acte médical interdit par la loi : intervention chirurgicale pour changement de sexe, exercice illégal de médecine, l'avortement criminel.
- la non assistance à une personne en péril.
- l'infraction à la législation de prescription des produits stupéfiants, portant réglementation des substances vénéneuses.
- les infractions aux dispositions de la loi relative aux prélèvements et greffe d'organes humains.
- l'expérimentation humaine en dehors des conditions légales.
- la méconnaissance des obligations professionnelles : la non déclaration des naissances, des décès, des maladies transmissibles, des maladies professionnelles, des sévices à enfants, des crimes en train de se commettre.

3-1-3-La responsabilité administrative

Le personnel médical et paramédical qui exerce dans une structure publique de la santé est soumis à un statut; c'est le statut général de la fonction publique. Ils sont des agents de la fonction publique (fonctionnaires) [24].

Tout acte médical effectué dans le cadre d'un établissement public de soins engage la responsabilité administrative de l'établissement

Il est important de préciser qu'il n'existe pas de contrat de soins à l'hôpital entre le malade et le médecin. Le contrat s'établit avec l'administration et le malade ne peut pas choisir librement le médecin qui va le prendre en charge. Les soins sont assurés par toute une équipe de médecins et de paramédicaux dirigée par le médecin chef de service. Dans ces conditions, la responsabilité de l'administration se substitue à celle du médecin [3,11].

Les obligations en terme de responsabilité médicale administrative sont très sensiblement les mêmes que la responsabilité civile, avec les exigences de l'existence de faute, d'un préjudice et d'un lien de causalité qui incombent à la victime d'en apporter la preuve [12].

3-1-3-1- Fondement de la responsabilité administrative

La responsabilité administrative trouve ses fondements dans plusieurs textes législatifs et réglementaires :

- L'article 84 du COC met en charge de l'état la responsabilité des fautes commises par les agents et les fonctionnaires dans l'exercice de leur fonction. *« La responsabilité établie aux deux articles ci-dessus (articles 82 et 83) s'applique également à l'Etat, même lorsqu'il agit comme puissance publique, aux communes et aux administrations publiques pour les faits ou les fautes imputables à leurs représentants, agents et fonctionnaires dans l'exercice de leurs fonctions, sans préjudice de la responsabilité directe de ces derniers envers les parties lésées. »*

- L'article 85 du COC stipule qu'en cas de faute lourde, le fonctionnaire est personnellement responsable des conséquences de cette faute et qu'il est tenu de réparer le dommage qui en résulte.

- L'article 8 de la loi 83-112 du 12 décembre 1983, portant statut général de la fonction publique mentionne que : *« Dans le cas où l'agent est poursuivi par un tiers pour faute de service, l'administration doit couvrir l'agent des condamnations civiles prononcées contre lui ».* La faute de service est définie par l'article 85 du COC comme étant une faute simple.

- L'article 74 du décret n°81-1634 du 30 novembre 1981, portant règlement intérieur des hôpitaux, Instituts et Centres Spécialisés relevant du Ministère de la Santé Publique, relatif à la faute personnelle de l'agent hospitalier. *« Le personnel est civilement responsable envers l'Etablissement comme envers les tiers des dommages causés d'une manière licite, soit intentionnellement, soit par négligence ou imprudence grave, dans l'exercice de ses activités dans le service. »*

- La loi organique n°96-39 du 3 juin 1996, modifiant la loi 72-40 du 1er juin 1972 relative au tribunal administratif et abrogeant le décret beylical du 27 novembre 1888, énonce la séparation des pouvoirs judiciaires et administratifs, du moins en matière de responsabilité, et déclare l'incompétence des juridictions ordinaires d'ordre judiciaire pour juger les actes de l'administration.

3-1-3-2- Conditions de mise en cause de la responsabilité administrative

Le législateur tunisien a conditionné la mise en jeu de la responsabilité des services publics sur l'existence d'une faute de service ou d'une faute personnelle de l'agent.

3-1-3-2-1-La faute de service :

Elle est anonyme et apparaît comme étant une défaillance dans le fonctionnement normal du service, incombant à un ou plusieurs agents de l'administration, mais non imputables à eux personnellement. Elle est commise au moment des soins ou au moment de l'accomplissement des actes médicaux. Elle est due au mauvais fonctionnement du service médical (insuffisance de personnel, matériel défaillant, manque de moyens...) [11]. La faute de service représente la différence entre le niveau de qualité ou de sécurité procuré à l'usager et celui qu'il est en droit d'espérer de tout service public. [25]

3-1-3-2-2-La faute personnelle :

C'est une faute détachable du service. Elle est définie par l'article 74 du décret n°81-1634 du 30 novembre 1981, comme étant la faute commise d'une manière illicite, par négligence ou imprudence grave.

Elle est aussi définie par une jurisprudence du Tribunal des conflits français, très ancienne mais toujours actuelle, datant du 3 juillet 1873 (arrêt Pelletier), par la formule suivante: « *faute médicale plus que lourde, d'une gravité exceptionnelle, et inexcusable, ou n'ayant aucun rapport avec l'activité médicale* ».

Selon cette jurisprudence, la faute détachable du service peut être :

- soit d'une telle gravité exceptionnelle qu'elle sort de l'activité normale du service public et révèle un manquement volontaire et inexcusable à des obligations d'ordre professionnel et déontologique. En voici des exemples :
- la faute de l'équipe chirurgicale et anesthésique qui avait précipitamment quitté un bloc opératoire en feu sans tenter d'emmener lors de leur fuite leur patiente endormie [26].
- le refus de se déplacer en garde,
- une grossière erreur (erreur de malade, erreur de coté, erreur de flacon de médicament),
- une expérimentation sans intérêt thérapeutique,
- opérer en état d'ébriété…

- soit sans aucun rapport avec l'activité médicale de l'agent, ce type de faute est illustré par quelques cas, réels mais rares :
- vols,
- rixes,
- abus sexuels,
- autres faits volontaires délictueux que nul ne songerait sérieusement à assimiler à la pratique médicale,
- Il peut s'agir encore d'une activité de soins en dehors de l'établissement tel que sur la voie publique ou dans l'entourage du médecin y compris sur le personnel de l'établissement en dehors du cadre d'une consultation [25,26].

Depuis la promulgation de la loi organique n° 96-38 du 3 juin 1996, relative au tribunal administratif, la responsabilité des services publics peut être mise en cause sur le risque médical, sans qu'il y ait une faute commise de la part du service public ou de ses agents. En effet, l'article 17 (nouveau) de cette loi stipule :

*« Les chambres de première instance sont compétentes pour statuer en premier ressort sur…les recours tendant à déclarer l'administration débitrice soit à raison de son action administrative illégale ou des travaux qu'elle a ordonnés, soit à raison des **préjudices anormaux** provoqués par l'une de ses **activités dangereuses**… ».*

3-2-La responsabilité disciplinaire ordinale

La responsabilité ordinale concerne l'éthique médicale et le respect des règles fixées par le CDM. L'article 113 de ce code impose à tout médecin inscrit au tableau de l'ordre des médecins de prendre connaissance de ce code et à s'engager par serment et par écrit à le respecter.

La responsabilité ordinale est engagée devant le conseil de discipline de l'ordre des médecins pour tout manquement aux règles du CDM et à la probité professionnelle.

Elle est tout à fait indépendante des responsabilités civiles, pénales et administratives [27].

La juridiction ordinale n'est guère judiciaire et juge selon les termes du code de déontologie et les bases de l'éthique médicale. Son pouvoir est de nature à faire éviter des abus préjudiciables aux malades, à la société et à l'honneur de la médecine et des médecins.

La faute médicale peut être uniquement professionnelle et ne pas regarder la justice de droit commun (non-respect des règles de confraternité, utilisation abusive de titres ou de qualifications etc.). Elle peut être tout à la fois professionnelle et de droit commun. La juridiction ordinale sanctionne le médecin d'un avertissement, d'un blâme, d'une interdiction temporaire d'exercer ou d'une radiation.

En matière civile, l'Ordre n'est pas tenu de suivre les décisions du juge s'il estime que la faute de droit commun ne constitue pas une faute professionnelle. En matière pénale, il doit suivre la décision de la juridiction [9].

Le recours à la juridiction ordinale est peu utilisé par les malades ou leurs familles, qui ne peuvent obtenir l'indemnisation du dommage, mais seulement une sanction disciplinaire à l'encontre du médecin [9].

3-3- La responsabilité disciplinaire administrative

C'est la responsabilité devant l'administration publique. Elle concerne les médecins exerçant dans un service public de la santé

Elle est basée sur l'article 8 de la loi n°83-112 du 12 décembre 1983 portant statut général des personnels de l'état, des collectivités locales et des établissements publics à caractère administratif qui stipule : « *Toute faute commise par un agent public dans l'exercice de ses fonctions l'expose à une sanction disciplinaire sans préjudice le cas échéant, des peines prévues par loi pénale.* »

Les sanctions sont de deux degrés :

- sanctions de premier degré à savoir l'avertissement et le blâme prononcées par le ministre de la santé publique après audition de l'intéressé et sans consultation du conseil de discipline

- sanctions du second degré à savoir le retard d'avancement dans la carrière de 3mois à 1 an, la mutation d'office ou changement de résidence, l'exclusion temporaire sans rémunération pour une durée de 6 mois au maximum et la révocation sans suspension des droits à la pension de retraite. Ces sanctions sont prononcées par le ministre de la santé publique après consultation du conseil de discipline.

3-4-La responsabilité morale

Devant un domaine où il apparaît que la technicité prend chaque jour une place un peu plus importante, le médecin ne doit pas oublier que sa conscience devra entourer chaque acte médical. C'est à sa conscience d'Homme qui est confié le respect de la personne de son malade. Semblable responsabilité n'est qu'humaine, elle n'a pour juge que la conscience. Cette responsabilité est le tribunal personnel et intime, qui relève de la conscience de chacun. Cette notion de responsabilité morale a guidé nos ancêtres pendant des millénaires le médecin n'avait pour juge que sa conscience et dieu [28].

4-Les procédures judiciaires [12,29-31]

En Tunisie, lorsqu'un individu s'estime victime d'un dommage, il peut saisir les autorités judiciaires pour obtenir réparation ou sanction de l'agent.

En cas de recours judiciaire, deux types de juridiction peuvent être saisies :

- Les juridictions de droit commun, civiles et pénales, chargées de régler les litiges entres personnes privées et d'appliquer le CP et le codes des obligations et des contrats.

- Les juridictions administratives (ordre administratif), chargées de régler les litiges entre les citoyens et l'administration. Les hôpitaux relèvent de l'ordre administratif.

Le choix de la voie de procédure initiale est décisif. Ce choix dépend d'abord de la victime (ou de ses ayants droit) et de ses conseils (avocat, médecin).

Le choix d'une procédure civile ou administrative vise l'indemnisation financière selon le principe de la réparation intégrale du préjudice subi (dommages et intérêts). Cette voie de procédure est souple dans l'interprétation de la faute avec possibilité d'indemnisation sur la base de la faute présumée, la perte de chance, le défaut d'information, l'absence de consentement, ou même l'absence de faute. Mais cette voix reste lente et coûteuse et, en cas de faute, la charge de la preuve appartient à la victime.

Le choix d'une procédure pénale vise, normalement, une sanction pénale personnelle du médecin responsable (amende ou emprisonnement). En cas de condamnation, elle peut aboutir à une indemnisation, lorsque la plainte pénale s'accompagne de constitution de partie civile. La charge de la preuve appartient au ministère public avec utilisation de plusieurs moyens (saisies, perquisitions). Cette voix reste contraignante pour le personnel médical et paramédical (convocation devant la justice, interrogatoire, audience devant le juge, carrière professionnelle mise en jeu…). Pour la victime, et en dépit de la rapidité et la gratuité de la procédure, l'issue de l'action est incertaine et l'indemnisation est rare. En effet, la faute médicale est difficile à prouver, et en l'absence de certitude absolue, un non-lieu sera prononcé et le médecin sera acquitté.

Histoire et progrès de la radiologie

L'histoire de la radiologie commence en 1895 avec la découverte des rayons X par un physicien allemand, **Wilhelm Konrad Röntgen** (1845-1923), de l'université de Würzburg [32].

La découverte de Röntgen a eu un retentissement mondial considérable et immédiat. Le corps humain se modifie, on ne connaissait de lui que son apparence extérieure, l'intérieur n'est exploré que sur la table d'opération par les chirurgiens, ou sur la table d'autopsie par les médecins légistes. Avec ce nouveau rayonnement, le corps humain est devenu transparent, qu'il soit sain ou malade, la vie et la maladie apparaissent au médecin sans que celui-ci porte pour autant atteinte au corps examiné.

Les premiers services d'imagerie médicale sont ouverts au début de l'année 1896. Röntgen reçoit le tout premier Prix Nobel de physique en 1901. Il n'avait pas déposé de brevet autour de sa découverte dans le but explicite qu'elle puisse être utilisée le plus rapidement et le plus largement possible dans le milieu médical.

Dés 1897, **Antoine Béclère** (1856-1939), père de la radiologie française, a réalisé les premières radiographies. Il a démontré l'utilité diagnostique des rayons X, en particulier pour l'examen des poumons et du médiastin et il a travaillé sur les moyens de repérage des corps étrangers métalliques, indispensables pour guider leurs extractions chirurgicales [33].

Par la suite, c'est l'utilisation de la radiographie qui entraîne sa propre amélioration. La puissance des tubes à rayons X augmente, étendant ainsi l'utilisation de cette technologie de l'examen de l'appareil ostéo-articulaire vers celui des organes mobiles.

En revanche, les dangers des rayons X ont été au début méconnus. Les premiers utilisateurs ne savaient que plus tard les risques qu'ils couraient pour eux-mêmes et qu'ils faisaient courir à leurs malades comme à leurs aides. Les victimes ont été nombreuses au début du XXème siècle surtout parmi les médecins. Les effets pathologiques des rayons X commencent à apparaître, comme des radiodermites sur les mains des premiers radiologues, des cancers, des leucémies. Ainsi la collaboratrice de Charcot, devenue assistante du service de radiologie de la Salpêtrière, mourra en quelques années d'un cancer généralisé [34].

C'est à cette époque que les premières règles de sécurité et de radioprotection ont commencé à être élaborées. Dès 1915, des recommandations portant sur l'utilisation des rayons X et du radium, notamment pour assurer la protection du personnel médical, ont été proposées. Cette mobilisation a abouti à la création de la Commission Internationale de Protection contre les Rayons X et le Radium (actuellement, *Commission Internationale de Protection Radiologique* ou CIPR).

Le développement de la radiologie s'est poursuivi au cours du XXème siècle avec la création de services de radiologie dans les hôpitaux surtout après la première guerre mondiale (1914-1918) et l'apparition de nouvelles techniques pendant que les premières évoluent. Le médecin est tenu d'apprendre une nouvelle anatomie en noir et blanc sur une image plane. On commence l'exploration des différents organes par l'utilisation de produits de contraste : injection de l'air dans les cavités séreuses (plèvre, abdomen, ventricules cérébraux…), ingestion ou administration de liquides barytés dans le tube digestif, injection de substances iodées dans les vaisseaux. On peut aussi observer les mouvements de certains organes (poumons, cœur) par des images produites par les rayons X et projetée sur un écran fluorescent : c'est la radioscopie qui, par contre, demande une exposition longue aux rayons et la délivrance de doses importantes [35].

Vers les années 1930, l'appareillage radiologique se développe avec apparition de la tomographie qui fournit des images décrivant le viscère selon chaque centimètre de profondeur, décelant des lésions de plus en plus petites. Les médecins élaborent ainsi peu à peu une nouvelle sémiologie des déformations des viscères pleins ou creux. Parallèlement, les clichés leur donnent des renseignements physiologiques sur l'état de leur fonctionnement (surtout le rein et le foie) en suivant l'élimination du produit iodé [34].

Après la seconde guerre mondiale, la radiologie s'est modifiée sensiblement. D'abord avec la généralisation de l'automatisation des salles d'examens, de l'amplificateur de brillance et des machines à développer automatiques.

L'apparition de l'échographie en 1958, et la découverte de la résonance magnétique en 1952 ont constitué une nouvelle révolution en radiologie. Dés les années 1980. L'échographie permettait de visualiser certains organes internes ou un fœtus grâce à l'emploi des ultrasons. L'imagerie par résonance magnétique (IRM) utilise les propriétés de résonance magnétique nucléaire des composants du corps humain. La soumission des tissus de ce dernier, à un puissant champ magnétique permet d'obtenir des clichés d'une résolution exceptionnelle [34].

Grâce aux possibilités de l'informatique et du traitement d'image, la tomodensitométrie a permis depuis 1972 d'étudier des éléments qui ont été confondus sur les clichés radiographiques. Les premières images tomodensitométriques ont été réalisées sur le cerveau. Elles ont montré nettement ses cavités ventriculaires et les espaces liquidiens qui l'entourent. La technique a été en suite étendue à la tête entière puis aux autres parties du corps[34].

Récemment, la radiologie est devenue interventionnelle. L'utilisation des techniques de repérage radiologique ont permis la réalisation de nombreux gestes diagnostiques et thérapeutiques moins traumatisants que leurs équivalents chirurgicaux (ponction sous échographie ou sous scanner, angioplastie transluminale, embolisation artérielle, drainage percutané des voies biliaires et urinaires…).

Aujourd'hui, la radiologie a profité de l'avènement des nouvelles technologies de l'information, en l'occurrence l'internent, par la naissance, dans les années 1980 de la télémédecine qui consiste à l'exploitation et la transmission à distance de données médicales par l'intermédiaire d'un réseau câblé ou même satellitaire. Les clichés radiologiques sont ainsi interprétés même si le médecin est à distance permettant une prise en charge rapide du patient.

Parallèlement à la découverte des rayons X et leur utilisation en médecine, et à l'évolution de la radiologie, les plaintes commencent à être portées contre les médecins en matière de radiologie. L'une des premières affaires judiciaires impliquant un médecin radiologue remonte à 1899 (soit trois ans après la découverte des rayons X).C'est le Tribunal Civil de la Seine en France qui a condamné dans sa décision du 29 mars 1899, un médecin qui a occasionné une radiodermite à sa patiente suite à l'utilisation des rayons X [34].

En 1936, la responsabilité médicale bascule dans le domaine contractuel, il s'agit de l'arrêt de la cour de cassation française du 20 mai 1936 portant le nom de l'*arrêt Mercier*. A l'origine de cet arrêt, une affaire impliquant la radiologie qui mérite d'être rappelée. En 1925, la dame Mercier, qui souffrait d'une affection nasale, consulte un radiologue marseillais, le Docteur Nicolas. Celui-ci lui fait subir en août et en octobre, un traitement par les rayons X à la suite duquel la malade présente une radiodermite aigue tardive des muqueuses de la face. Estimant que cette dernière est imputable à une faute du praticien, la victime tente contre lui, le 27 mars 1929, un procès en dommages intérêts. Mais à l'époque, la responsabilité médicale relève du domaine délictuel, où les actions se prescrivent par trois ans. Agissant quatre années après le fait médical dommageable, la plaignante encourait la forclusion. Elle sollicite donc réparation sur le terrain de la responsabilité contractuelle, où les actions se prescrivent par trente ans (cette notion juridique du contrat existait déjà dans d'autres domaines comme le commerce, mais pas en médecine). Par un arrêt du 16 juillet 1931, la cour d'appel admet cette thèse et les juges considèrent que cette action tenait son origine non pas du délit de blessures involontaires, mais du contrat antérieurement conclu entre le médecin et sa cliente [4].

Depuis cet arrêt historique, un certain nombre de décisions impliquant la radiologie sont rendues et n'ayant pas la même portée jurisprudentielle que le précédent.

En droit administratif, le conseil de l'état français, dans son arrêt du 22novembre1967 [36] « affaire CIABRINI », a retenu la responsabilité de la collectivité publique suite à une faute lourde dans l'interprétation d'une radiographie. Il s'agit une radiographie qui révélait au niveau du maxillaire supérieur une image opaque, chez un patient victime d'un accident de la circulation. Le personnel médical n'a pas détecté la présence de corps étrangers (fragments de verre) dans la lèvre de l'intéressé.

Citons aussi, un arrêt en 1988 du Tribunal Administratif de Toulouse qui a retenu la faute lourde lorsque «dans l'état des connaissances médicales de l'époque, et sachant le patient exposé à des produits toxiques, des investigations, par radiographie de grand format ou tomographie, n'auraient pas été disproportionnées et auraient pu permettre de déceler une tumeur pulmonaire»[37].

Mais la décision la plus importante était l'*arrêt Bianchi* où la responsabilité sans faute d'un hôpital public dans une affaire impliquant la radiologie a été admise.

Il s'agit d'un arrêt du Conseil de l'Etat français du 9 avril 1993, rendu à propos du cas de M. BIANCHI. Ce dernier est devenu tétraplégique à la suite d'une artériographie vertébrale. Selon les experts, la tétraplégie était sans rapport avec l'état initial du patient : « ... L'artériographie, examen difficile, était l'examen le mieux adapté compte tenu des troubles présenté par le patient.

Elle a été conduite dans les règles de l'art. La tétraplégie ne peut être ramenée aux antécédents propres du malade. Elle résulte sans doute de l'artériographie... ». Par ailleurs, aucune faute n'a pu être relevée dans l'exécution de l'artériographie.

Compte tenu de l'existence d'un dommage anormal et spécial, le Conseil de l'Etat a reconnu la responsabilité de l'établissement hospitalier en l'absence de faute :« ...Considérant, toutefois, que lorsqu'un acte médical nécessaire au diagnostic ou au traitement présente un risque dont l'existence est connue mais dont la réalisation est exceptionnelle et dont aucune raison ne permet de penser que le patient y soit particulièrement exposé, la responsabilité du service public hospitalier est engagée si l'exécution de cet acte est la cause directe de dommages sans rapport avec l'état initial du patient comme avec l'évolution prévisible de cet état, et présentant un caractère d'extrême gravité ;... » [38].

Dans le même esprit, le Tribunal Administratif tunisien, a rendu un jugement concernant monsieur A. Hafsi. Ce dernier a présenté des troubles de la conscience avec un coma suivi d'une installation d'une hémiplégie droite, de troubles de la mémoire et de l'élocution à la suite d'une coronarographie pratiquée dans un hôpital public. Dans son jugement rendu le 31 décembre 1993, le Tribunal Administratif a retenu la responsabilité de l'Etat sur la base de la présomption de faute chaque fois qu'un patient est victime d'un préjudice dont le degré de gravité ne saurait découler de la cause pour laquelle il a été hospitalisé ou de l'examen qu'il a subi [39].

Exposé des affaires

1-Affaire N°1
1-1-Rappel des faits :

Madame N, née le 23 novembre 1939, a consulté le docteur K le 10 mars 1978 pour métrorragies et stérilité secondaire à des polypes intra-cavitaires qui ont nécessité une polypectomie. Les suites opératoires ont été simples.

En mai 1980, madame N, a accouché par césarienne, par le docteur K. Au réveil, la patiente a ressenti des douleurs pelviennes, d'abord localisées à gauche, puis au niveau de tout l'abdomen. Elle a consulté à deux reprises le docteur K, qui lui a prescrit des antiseptiques locaux et un analgésique.

Devant la persistance des douleurs et des pertes vaginales, la patiente a consulté le docteur A le 2 juillet 1980, qui découvre à l'examen une masse latéro-utérine d'environ 10 cm.

Une hystérographie pratiquée, à la demande du docteur A, par le docteur M, médecin radiologue, le 2 juillet 1980 (51 jours après la césarienne), a montré l'existence d'une fistule utéro-digestive. Cette fistule a nécessité une intervention chirurgicale pratiquée le 4 juillet 1980 par les docteurs A et J, avec une résection de deux anses intestinales et une hystérectomie totale.

Les suites opératoires ont été difficiles, mais lentement favorables.

Madame N. a porté plainte contre le docteur K, devant le Tribunal de Première Instance de Tunis. Elle attribue toutes ses complications à une faute médicale commise au cours de la césarienne qui lui a été pratiquée par le docteur K.

1-2-Expertise médicale:

En première instance, un collège d'experts désigné par le Juge d'Instruction du Tribunal de Première Instance de Tunis à l'effet de procéder à l'expertise médicale de madame N.

Mission de l'expertise:
1) Décrire l'état de santé de madame N.
2) Préciser s'il existe une faute médicale commise lors de sa prise en charge.

Conclusions :

1) La fistule utéro-digestive découverte à la suite de l'hystérosalpingographie pratiquée le 2 juillet 1980 semble être la conséquence, d'une part de la formation d'adhérences utéro-intestinales, à la suite de l'intervention de 1978 et d'autre part, de l'injection sous pression du produit de contraste au cours de l'hystérosalpingographie indiquée par le docteur A et réalisée par le docteur M.

2) De cette hypothèse découlent les responsabilités suivantes :

a- Au cours de la césarienne pratiquée en mai 1980 par le Docteur K., il semble que les adhérences utéro-intestinales consécutives à l'intervention pratiquée en 1978, n'ont pas été libérées ;

b- L'hystérographie pratiquée le 2 juillet 1980 est formellement contre-indiquée chez une femme qui vient de subir une césarienne et qui a un utérus très fragilisé.

Au total:

Les complications ayant entraîné l'hystérectomie **ne sont pas des complications de la césarienne**, elles ne sont apparues qu'après l'hystérographie indiquée le 02 juillet 1980.

L'hystérographie est absolument contre-indiquée après toute intervention qui a entraîné l'ouverture de l'utérus surtout après une césarienne (pendant six mois).

Les gynécologues et les radiologues sont unanimes à ce sujet. Avant ce délai, toute tentative de cet examen caractérisée par une manipulation endo-utérine et des clichés radiologiques peut engendrer des lésions utérines et viscérales absolument imprévisibles et dont le pronostic est absolument réservé pouvant conduire à des interventions chirurgicales en catastrophe pour réparer les dégâts causés par ce geste trop précoce.

Chez madame N., la fistule ainsi créée siège au niveau de la corne droite de l'utérus, c'est à dire en regard de la canule ayant servi à pratiquer l'hystérographie, et non pas au niveau de la cicatrice de la césarienne. L'intervention chirurgicale (hystérectomie), pratiquée le 4 juillet 1980 par docteur K., était alors un geste urgent.

1-3-Jugements :

En première Instance, le 23 avril 1983:

Le Tribunal de Première Instance de Tunis a retenu la responsabilité du gynécologue (le Docteur K) et l'a condamné pénalement pour avoir négligé de libérer les adhérences utéro-intestinales, et civilement de verser la somme de cinq miles deux cents dinars à la victime au terme d'indemnité provisoire pour préjudice corporel.

En Appel, arrêt du 22 juin 1985 :

La Cour d'Appel de Tunis a annulé la décision de la juridiction du premier degré, et a rejeté la responsabilité du gynécologue faute de preuve contradictoire

« …, il ressort que le prévenu (le Docteur K.) n'a commis aucune faute dans le traitement de la patiente, que le préjudice dont elle a été victime, suite à la fistule décelée au cours de l'hystérosalpingographie, n'est point dû à une imprudence ou une négligence de sa part »

La responsabilité du médecin radiologue (le Docteur M.) n'a pas été mise en cause par le Tribunal de Première Instance de Tunis, ni par la Cour d'Appel de Tunis, parce que Madame N. n'a pas porté plainte contre lui et que le juge ne l'a pas inculpé.

2-Affaire N°2
2-1-Rappel des faits :

Madame A.S., âgée de 40 ans, consulte en 1993 le Docteur C., gastro-entérologue, pour des crises douloureuses de l'hypochondre droit associées à des vomissements.

Elle est hypertendue suivie et traitée. L'examen clinique initial étant normal, le médecin lui a prescrit un traitement antispasmodique et a demandé une échographie abdominale. Celle-ci a été faite par le Docteur K., radiologue et a montré « une dyskinésie biliaire avec quelques micro-lithiases vésiculaires associée à un cholédoque modérément dilaté (7,9mm de calibre) ». Le diagnostic d'une lithiase vésiculaire symptomatique a été alors porté.

La patiente a été adressée au Docteur Z., chirurgien de libre pratique qui lui a proposé une cholécystectomie sous célioscopie.

L'intervention a eu lieu le 14 septembre 1993 dans une clinique privée et a été précédée en préopératoire immédiat d'une cholangiographie intraveineuse. Cette dernière n'a pas montré d'image de lithiase du cholédoque. La vésicule biliaire n'a pas été opacifiée.

Lors de la célioscopie, le chirurgien n'est pas parvenu à visualiser la vésiculaire biliaire. Il a décidé alors de procéder à une conversion chirurgicale avec un abord sous costal droit. A ciel ouvert, il n'a pas retrouvé la vésicule biliaire même après avoir pratiqué une échographie hépatique per-opératoire et une opacification du cholédoque. Il a conclu alors au diagnostic d'une agénésie vésiculaire et refermé l'abdomen.

Les suites opératoires ont été simples et la patiente a quitté la clinique au bout de quatre jours.

Quelques mois après l'intervention, madame S. a déposé une plainte devant le Tribunal de Première Instance de Sousse accusant le radiologue et le chirurgien « d'avoir respectivement commis une faute de diagnostic et d'avoir recouru à une conversion ce qui lui a causé un préjudice corporel ».

2-2-Expertise médicale :

Le juge a désigné un collège d'experts formé par trois médecins, un radiologue, un chirurgien et un médecin légiste.

<u>Mission de l'expertise :</u> Fournir les éléments d'appréciation des éventuelles responsabilités.

Conclusions

1) Les soins prodigués à la patiente étaient conformes aux données actuelles de la science.

2) L'indication de la célioscopie était justifiée à la lumière des manifestations cliniques et des constatations échographiques en faveur d'une lithiase vésiculaire symptomatique.

3) Le recours à une conversion sous costale devant la non visualisation per-coelioscopique de la vésicule biliaire était conforme aux données de la science vu le risque de laisser en place une vésicule lithiasique et le danger de migration calculeuse.

4) Le diagnostic de l'agénésie de la vésicule biliaire était difficile et n'a pas pu être confirmé que chirurgicalement. Les images échographiques obtenues avant l'intervention seraient dues au duodénum venant combler l'aire vésiculaire, d'ailleurs une autre échographie abdominale pratiquée après l'intervention au moment de l'expertise avait montré des images qui pourraient correspondre à une vésicule biliaire.

2-3-Jugement :

<u>En première Instance (affaire n° 61436) le 3 novembre 1994 :</u> En fondant sa décision sur les conclusions des experts, le Tribunal de Première Instance de Sousse a rejeté toute responsabilité de la part des deux médecins.

3-Affaire N°3
3-1-Rappel des faits :

Monsieur M.A., âgé de 53 ans, a été admis le 29 janvier 1992 au service de pneumologie d'un hôpital universitaire pour syndrome pleural droit et dyspnée, sans fièvre ni altération de l'état général.

La radiographie standard du thorax a montré un hydro-pneumothorax droit. La biologie a montré une hyperleucocytose.

Le patient a bénéficié d'un drainage pleural et d'une thoracoscopie qui avait montré une plèvre droite remaniée, cloisonnée en mailles de filets.

L'examen histologique des biopsies pleurales a montré une pleurésie purulente. La recherche de Bacille de Koch est revenue négative.

La fibroscopie bronchique, pratiquée le 4 février 1992, a montré un rétrécissement de l'orifice de la bronche lobaire inférieure droite dû probablement à une compression extrinsèque.

L'examen cytologique de l'aspiration bronchique pratiqué le 11 février 1992 n'a pas trouvé de cellules néoplasiques.

Le malade a bénéficié d'un traitement antibiotique et d'un drainage pleural, mais l'évolution était marquée par la récidive de pleurésie.

Un scanner thoracique a été indiqué et a été prévu le 24 février 1992 au service de radiologie du même hôpital. Au cours de cet examen, le médecin radiologue avait interrogé le malade sur ses antécédents d'une éventuelle allergie. Juste après l'injection du produit du contraste iodé, le malade a présenté un état de choc avec arrêt cardiaque. Le médecin radiologue a procédé à des manœuvres de réanimation au service de radiologie avec l'aide d'un médecin réanimateur. Le patient a été transféré par la suite au service de réanimation où il est décédé au bout de deux jours suite à une défaillance multiviscérale et un syndrome hémorragique.

La femme du défunt a porté plainte contre le médecin radiologue et l'hôpital public.

3-2-Expertise médicale :

Le juge d'instruction a désigné un collège d'experts composé d'un médecin radiologue, d'un médecin anesthésiste réanimateur et d'un médecin légiste.

Missions de l'expertise :
1) Préciser la cause du décès ;
2) Rechercher l'existence d'une relation causale entre la mort et les différentes explorations pratiquées ainsi que les soins prodigués ;
3) Rechercher une éventuelle faute médicale dans la prise en charge du malade.

Conclusions :
1) La mort était la conséquence d'une défaillance multiviscérale avec un syndrome hémorragique compliquant un état de choc anaphylactique provoqué par le produit de contraste iodé.
2) L'indication du scanner thoracique était justifiée du fait de la récidive de la pleurésie et des anomalies constatées à la thraocoscopie.
3) Le scanner du thorax comporte habituellement l'injection de produit de contraste iodé pour opacifier les vaisseaux et le cœur. L'injection de ce produit peut entraîner des réactions allergiques dont la manifestation extrême est le choc anaphylactique.
4) La survenue du choc à la suite de l'injection du produit de contraste iodé était un événement imprévisible d'autant plus que l'interrogatoire du malade n'a pas retrouvé la notion de terrain allergique.
5) Aucune faute médicale ou négligence n'a été relevée au cours de la prise en charge médicale du patient.

3-3-Jugement :

Instruction n° 19392/3/1995 : Le procureur de la république a rendu un non lieu.

4-Affaire N°4
4-1- Rappel des faits :

Madame N., âgée de 31 ans, sans antécédents pathologiques notamment d'allergie est suivie par Docteur L., spécialiste en oto-rhino-laryngologie de libre pratique pour otalgies et hypoacousie évoluant depuis deux ans.

Suspectant un neurinome de l'acoustique, son médecin lui a prescrit un scanner cérébral. Cet examen a été pratiqué le 2 avril 1999 par Docteur F, médecin radiologue de libre pratique et a comporté l'injection préalable d'un produit de contraste radio opaque « Radioselectan® ».

Juste après cette injection, la malade a présenté une perte de connaissance avec dyspnée, cyanose et mousses aux lèvres, sans manifestations cutanées. Elle a eu des sois de réanimation assurés par Docteur F. et Docteur H., médecin anesthésiste réanimateur. Ces soins ont comporté :
- Un massage cardiaque ;
- Des injections d'adrénaline et de corticoïdes ;
- Une intubation orotrachéale et une ventilation artificielle.

Elle est décédée, 20 minutes après, malgré la réanimation.

Une autopsie judiciaire a été demandée et a mis en évidence :
- Une trace d'injection intraveineuse du pli du coude gauche ;
- Des traces de réanimation (massage cardiaque externe et électrochoc) ;
- Une congestion viscérale diffuse ;
- Un œdème de la glotte ;
- Un œdème pulmonaire hémorragique ;
- Un processus inflammatoire subaigu du foie à l'examen anatomopathologique ;
- L'absence de substance toxique à l'expertise toxicologique.

Le mari a déposé une plainte devant le Tribunal de Première Instance de Sousse accusant Docteur F d'homicide involontaire.

4-2-Expertise médicale :

Le juge d'instruction a désigné un collège d'experts formé par un médecin radiologue, un médecin anesthésiste réanimateur et un médecin légiste.

Mission de l'expertise :

Se prononcer sur la qualité des soins prodigués à la patiente et préciser la cause du décès.

Conclusions

1) Les circonstances du décès, les symptômes présentés lors du malaise et les données de l'autopsie permettent de conclure que la mort est la conséquence d'un choc anaphylactique provoqué par le Radioselectan®.

2) Cet accident allergique est imprévisible et de survenue exceptionnelle.

3) Le médecin a pris, avant la réalisation de l'examen radiologique la précaution nécessaire d'interroger l'intéressée sur l'existence d'antécédents allergiques connus.

4) Les soins effectués à la suite de cet accident allergique sont appropriés et conformes aux données médicales.

5) Il ne ressort pas de faute ou de négligence médicale dans les soins prodigués à l'intéressée.

4-3-Jugement : (Instruction n° 26558/3/2000 du Tribunal de Première instance de Sousse).

Le 20 janvier 2001, le procureur de la république, se basant sur l'avis des experts, a estimé que les faits ne constituent pas une infraction et il n'y a pas lieu de poursuite.

5-Affaire N°5
5-1- Rappel des faits :

Le Nourrisson A., âgé de 8 mois, est atteint d'un syndrome polymalformatif diagnostiqué dés sa naissance et comportant :
- Plusieurs angiomes et dilatations variqueuses de l'abdomen et des fesses ;
- Une hémihypertrophie de l'hémicorps droit ;
- Plusieurs masses angiolipomateuses de l'épaule gauche, du flanc droit et de la fesse droite ;
- Une mégalodactylie bilatérale des orteils avec une hypertrophie des parties molles.

Une échographie doppler avait été pratiquée et avait conclu à l'origine angiolipomateuse des masses de l'épaule gauche et du flanc droit.

L'angio-scintigraphie avait montré plusieurs foyers évocateurs d'angiomes au niveau du membre inférieur droit, de l'hypochondre droit et de la région postérieure du pelvis évoquant probablement un angiome rectal.

Le diagnostic du syndrome de PROTEE a été alors évoqué.

A l'âge de 6 mois, une importante masse abdominale irrégulière a été constatée chez ce nourrisson. L'échographie abdominale a conclu à une masse de 10 cm de grand axe, solide, intra-péritonéale à point de départ pouvant être digestif ou autre. Un scanner abdominal a été alors demandé.

L'enfant a bénéficié, au préalable, d'une échographie cardiaque qui était normale.

Un scanner a été pratiqué le 19 juillet 1994, en position de décubitus dorsal, sans anesthésie générale. L'injection de Radioselectan® a été effectué par un technicien anesthésiste.

Au cours de cet examen, l'enfant a présenté des vomissements compliqués d'une broncho-inhalation et d'une détresse respiratoire. Il est décédé peu de temps après, et avant son admission dans un service de réanimation pédiatrique.

Les parents ont porté plainte pour suspicion de faute médicale ayant conduit au décès de leur enfant.

5-2-Expertise médicale :

Le juge d'instruction a désigné un collège d'expert formé par un pédiatre, un médecin anesthésiste réanimateur et un médecin légiste.

Missions de l'expertise :

1) Préciser la cause du décès du nourrisson ;
2) Rechercher une éventuelle faute commise dans la prise en charge médicale et ses rapports éventuels avec le décès.

Conclusions :

1) Le décès de l'enfant est secondaire à une détresse respiratoire

2) Les examens tomodensitométriques sont habituellement réalisés en décubitus dorsal ou latéral.

L'injection du Radioselectan® sert à opacifier les vaisseaux pour mettre en évidence les lésions pathologiques. Ainsi, l'intervention du radiologue dans ce cas nous semble correcte.

3) Le scanner, semble être justifié chez ce nourrisson qui présentait un syndrome polymalformatif. L'anesthésie générale n'était pas obligatoire. Les accidents tels les vomissements et la broncho-inhalation pouvant être à l'origine d'une détresse respiratoire parfois fatale sont rares.

4) Il ne ressort pas d'éléments en faveur d'une faute caractérisée dans la prise en charge de l'intéressé.

5-3-Jugement : (Instruction n° 637/1996 du Tribunal de Première instance de Sousse).

Se basant sur les conclusions des experts médicaux, le procureur de la république a estimé que les faits ne constituent pas une infraction et a déclaré qu'il n'y a pas lieu à poursuite.

6-Affaire N°6
6-1- Rappel des faits :

Monsieur M. B., âgé de 50ans, est porteur d'une hypertrophie de la prostate, avec une insuffisance rénale débutante, découverte fortuitement le 04 juillet 1999, lors d'une visite médicale par le médecin de travail, avec une créatinémie chiffrée à 190 mmol/litre.

Monsieur M. a été alors adressé au docteur M., médecin urologue, pour complément de prise en charge. Ce dernier a demandé un scanner abdominal. Cet examen a été pratiqué par le Docteur T. spécialiste en radiologie. Ce dernier lui a prescrit un produit de contraste iodé, l'Iopamidol (Iopamiron® 370), pour la réalisation de cet examen. Le déroulement de cette exploration, réalisée le 06 juillet 1999 à la clinique T., était sans incidents.

Il a bénéficié alors d'une prostatectomie totale pratiquée le 08 juillet 1999 par le docteur M., à la clinique M., avec des suites opératoires satisfaisantes.

Le contrôle biologique de la fonction rénale a montré une élévation de la créatinémie à 390 mmol/litre puis à 663,75 mmol/litre le 22 octobre 1999. Il a été alors hospitalisé au service de néphrologie de l'Hôpital H.C. pour complément de prise en charge de l'aggravation de son état avec la pratique d'une hémodialyse.

Le patient a porté plainte auprès du Tribunal de Première Instance, contre le médecin radiologue, l'accusant d'avoir aggravé l'insuffisance rénale suite à l'utilisation du produit de contraste.

6-2- Expertise médicale:

Un collège d'experts a été désigné par le juge, formé par deux radiologues et un urologue.

Missions de l'expertise :

1- Préciser l'état de santé de monsieur M.B., ainsi que la cause de cet état et son évolution.

2- Préciser si l'Iopamiron® 370 prescrit par le Docteur T. pour réaliser le scanner abdominal a un rôle dans l'aggravation de l'état de santé de monsieur M.B. et si sa prescription est nécessaire pour son état.

3- Préciser s'il existe une faute médicale dans la prise en charge de monsieur M.B. par le Docteur T.

4- Préciser le taux l'incapacité permanente partielle éventuelle secondaire à l'aggravation de l'état de santé de monsieur M.B.

Conclusions

Les experts ont conclu que :

- Monsieur M.B. présente une insuffisance rénale chronique avec élévation du taux de créatinémie à 190 mmol/litre. Cette insuffisance rénale chronique est d'origine obstructive secondaire à une hypertrophie de la prostate.

Son état a nécessité la réalisation d'un scanner abdominal avec injection de produit de contraste iodé : l'Iopamidol (Iopamiron® 370).

Son état de santé s'est aggravé par la survenue d'une insuffisance rénale aigue avec une créatinémie chiffrée à 663,75 mmol/litre nécessitant une hospitalisation et une hémodialyse.

- L'aggravation de l'insuffisance rénale débutante est secondaire essentiellement à l'administration du produit de contraste iodé : l'Iopamidol (Iopamiron® 370).

Ce produit de contraste ne devait pas être prescrit pour des malades présentant une insuffisance rénale en raison de sa néphrotoxicité et du risque d'aggravation de toute insuffisance rénale préexistante.

En cas d'utilisation de ce produit de contraste, le médecin prescripteur doit prendre des mesures prophylactiques et des précautions spéciales pour protéger son patient contre les effets néfastes de ce produit.

Aucune mesure de ce genre ne figurait sur la prescription du docteur T.

- Le taux d'incapacité partielle permanente due à l'aggravation de l'état de santé de monsieur M.B. est évalué à 35%.

6-3- Jugement : (Arrêt de la Cour d'Appel de Sfax du 31 janvier 2002)

Les juges ont admis que la responsabilité du docteur T. est engagée :
- pour avoir prescrit l'iopamidol chez un patient en insuffisance rénale.
- pour ne pas avoir pris les précautions nécessaires de préparation avant l'administration de ce produit.

Cet arrêt a ouvert droit, au monsieur M.B., à la réparation suite à l'aggravation de son état de santé et a condamné le docteur T. à verser la somme de $19.370^D 000$ au titre du préjudice corporel (IPP), du préjudice moral, et des frais judiciaires.

Casuistiques

N° Affaire	Année des faits	Age/sexe de la victime	Lieu des soins	Diagnostic clinique	Examen radiologique pratiqué	Complication	Séquelles	Conclusions des experts	Juridiction saisie	Jugement
1	1980	41ans/F	privé	Masse latéro-utérine après une césarienne	hystérographie	Fistule utéro-digestive	Intervention chirurgicale : hystérectomie+résection intestinale	Faute par la pratique d'un examen contre-indiqué	civile	Radiologue non inculpé par la victime
2	1993	40ans/F	privé	Lithiase vésiculaire	Echographie abdominale	« agénésie de la vésicule biliaire prise pour lithiase vésiculaire»	Intervention chirurgicale inutile sur l'abdomen	Erreur de diagnostic non fautive	civile	Non lieu
3	1992	53ans/M	public	Pleurésie récidivante	Scanner thoracique avec injection de produit de contraste	Etat de choc anaphylactique	décès	Aléa médical	administrative	Non lieu
4	1999	31ans/F	privé	Neurinome de l'acoustique	Scanner cérébral avec injection du radioselectan®	Etat de choc anaphylactique	décès	Aléa médical	pénale	Non lieu
5	1994	8mois/M	privé	Syndrome de PROTEE	Scanner abdominal avec injection de radioselectan®	Broncho inhalation Détresse respiratoire	décès	Aléa médical	pénale	Non lieu
6	1999	50ans/M	privé	Hypertrophie de la prostate	Scanner abdominal avec injection de l'iopamiron®	Insuffisance rénale aigue	Aggravation d'une insuffisance rénale préexistante	Faute par défaut de précaution et de préparation du malade	pénale	Condamnation du radiologue avec indemnisation

Discussion

L e radiologue est un médecin spécialisé, détendeur d'une compétence supplémentaire en imagerie médicale. Cette compétence n'est pas un savoir inerte, ni la pratique d'une technique comme il en serait d'une photographie. Il n'est pas, et il ne sera jamais un prestataire de service [40].

Le radiologue est pleinement responsable dans l'ensemble de l'exercice de son art [41]:
- L'indication de l'examen ;
- L'information préalable du patient et l'obtention d'un consentement éclairé ;
- La réalisation techniquement satisfaisante et dans des conditions optimales de sécurité ;
- L'interprétation consciencieuse et raisonnable ;
- La délivrance en temps utile des résultats et ;
- Le suivi éventuel du patient.

1- Responsabilité de l'indication de l'acte

Un bilan radiologique est une consultation d'imagerie médicale, faite auprès du spécialiste qui est le radiologue, sur demande médicale. Le radiologue devrait répondre à une demande d'exploration pour un syndrome clinique quelconque [40]. Il s'agit de résoudre un problème diagnostique posé par une situation clinique décrite par le clinicien.

En pratique, les radiologues reçoivent des demandes d'examens techniques, parfois accompagnées d'un commentaire clinique. Le premier devoir du radiologue est de confirmer l'opportunité du type d'examen demandé et d'en apprécier les conditions de réalisation. Il ne peut pas se réfugié derrière la demande établie par un confrère. Par contre, il n'est pas tenu de recommencer un examen clinique complet avant son acte spécialisé d'imagerie médicale.

L'étude du dossier médical du patient est capitale pour la recherche d'une éventuelle contre-indication, faire un bilan comparatif d'imagerie et prendre une idée sur les éléments cliniques essentiels. En effet, réaliser un examen particulier sans aucun dossier médical ne permet pas de faire correctement un radiodiagnostic [40].

Le radiologue, doit peser ses indications par référence à ses connaissances professionnelles, son analyse de la situation clinique et son obligation générale de moyens [42]. Les indications dépendent du patient lui-même, de la pathologie, mais aussi des caractéristiques et de la disponibilité du plateau d'imagerie. La jurisprudence française s'attache au fait que « …l'examen doit avoir un intérêt pour le patient… ». Il est illégitime de réaliser un acte ne comportant pas d'intérêt diagnostique, thérapeutique ou encore, sans aucune conséquence pour le pronostic du patient [40].

Certains examens comportent des contre-indications ou des limitations, des risques, des conditions préalables de préparation ou même d'anesthésie.

C'est au radiologue que revient en dernier la responsabilité des indications et des contre-indications relevant des actes d'imagerie qu'il a accepté de pratiquer. Accepter ou refuser un examen peut déjà engager la responsabilité médicale du radiologue et doit pouvoir être motivé [12]. Cependant il ne doit pas hésiter à refuser des demandes d'imagerie de rendement nul ou négligeable [40].

En cas de désaccord sur la justification d'un examen radiologique entre le demandeur et le radiologue, c'est l'avis du dernier qui prime [43].

Cependant, Il faut veiller à ce qu'une telle attitude, de refuser de pratiquer un examen, ne puisse retarder un diagnostic. Plusieurs études ont, en effet, mis en évidence que l'on passe à côté de pathologies significatives lorsqu'on limite trop strictement les indications de l'imagerie [44].

Une décision du Conseil d'Etat français du 26 juillet 1985 a insisté sur le devoir de vérification de la prescription de la part du radiologue. Le radiologue n'est pas un simple technicien exécutant des prescriptions mais un médecin spécialiste qui peut discuter des indications et refuser de les suivre. Cette décision a été rendue à la suite d'une artériographie demandée par le médecin traitant et qui ne semblait pas apporter de plus sur le plan diagnostique, et surtout sans intérêt thérapeutique, aurait du être refusée par le médecin radiologue du CHU de Rennes. Les juges administratifs ont estimé qu'il « incombait » au médecin radiologue de « vérifier le bien fondé de la prescription médicale ». Ainsi le CHU de Rennes a été condamné à verser un dédommagement de 1 400 000 francs (≈ 214 000 euros) [45].

Un arrêt de la chambre civile de la Cour de Cassation française du 29mai1984, a condamné un radiologue pour l'exécution d'une prescription d'un confrère. Il s'agit d'une aortographie prescrite par un chirurgien thoracique pour un patient âgé de 15 ans et réalisée par un radiologue. Dans les suites, le patient a présenté une paraplégie. Une plainte a été déposée par la mère du patient contre le radiologue et le chirurgien. Les experts ont conclu à l'absence de faute technique. Le Tribunal de Grande Instance de Nanterre et la Cour d'appel de Versailles ont condamné les deux médecins. En cassation, le radiologue avait argué que l'examen étant prescrit par un spécialiste de chirurgie thoracique, il n'avait fait «qu'exécuter la prescription » et il ne «pouvait pas supposer que son confrère l'avait ordonnée sans qu'elle soit indispensable». Les magistrats ont rejeté le pourvoi du radiologue et ont retenu que ce dernier « n'était pas tenu par la prescription de son confrère…il disposait, de par sa qualité et ses fonctions, d'un droit de contrôle sur la prescription » [45]. L'arrêt ajoute que « une faute dans le sens de la négligence, …si l'examen est réalisé pour la seule raison que le clinicien l'a demandé » [40].

Dans notre série, L'affaire n°1 pose le problème d'indication d'un examen radiologique. Il s'agit d'une hystérographie demandée par le médecin traitant (un gynécologue obstétricien) et pratiquée par un médecin radiologue pour une femme ayant accouché par césarienne 51 jours auparavant. Selon les conclusions des experts médicaux, cet examen est absolument contre-indiqué après toute intervention qui a entraîné l'ouverture de l'utérus, surtout après une césarienne, pendant au moins six mois. Dans ce cas, la responsabilité du médecin traitant aurait du être retenue parce qu'il a prescrit un examen contre-indiqué, de même pour le radiologue qui a réalisé cet examen.

2- Responsabilité de l'information et du recueil du consentement éclairé

La liberté du malade est une exigence éthique fondamentale. Sa volonté doit être respectée, il a le droit d'accepter ou de refuser ce que le médecin lui propose et non lui impose [46]. Ainsi, le consentement constitue un indispensable préliminaire à n'importe quel acte médical. Ce consentement doit être précédé par une information.

Le radiologue est alors soumis au devoir d'informer son patient.

Le consentement du patient nécessite une information «loyale, claire et appropriée» [46]. Autrement dit, elle doit être honnête, intelligible, facile à comprendre, adaptée à la situation du patient et actualisée au fils du temps [46,47].

Une évolution législative française, concernant les droits des malades a bien traité le sujet de l'information en matière médicale : il s'agit de la loi 2002-303 du 4 mars 2002 dite loi Kouchner:

2-1- Contenu de l'information

L'information porte sur les différentes investigations, traitements... proposés, leur utilité, leur urgence éventuelle, les risques fréquents ou graves normalement prévisibles, les autres solutions possibles et les conséquences prévisibles en cas de refus.

L'information doit insister sur les risques spécifiques à l'acte. Il convient de ne pas trop inquiéter le patient, surtout lors d'une demande d'examens qui, le plus souvent en radiologie, n'ont pas de but thérapeutique [48].

Cependant, pour Debray MP. et al. [49], lors d'une étude portant sur 227 patients en attente d'un examen scanographique avec injection intraveineuse de produit de contraste, la grande majorité des patients souhaitent être informés des risques de cette injection, et l'information parait, pour eux, peu anxiogène, même lorsque le risque de décès est exprimé.

Par exemple, en matière de radiologie interventionnelle pour une malformation artérielle cérébrale, l'information doit porter sur :
- les motifs de l'indication,
- l'évolution naturelle de l'affection en cas d'abstention,
- les alternatives thérapeutiques,
- les suites post-interventionnelles habituelles,
- les risques liés au traitement et les complications possibles.

L'information doit aussi aborder les aspects financiers. Le patient a droit, à une information portant sur les frais à régler, et sur les conditions de leur prise en charge [45]. L'article 42 du CDM, stipule qu'un médecin n'est jamais en droit de refuser à son patient des explications sur sa note d'honoraires.

Les limites à ce devoir d'information [46,50] sont représentées essentiellement par l'urgence, l'impossibilité d'informer, le refus du patient d'être informé ou encore gravité du diagnostic ou du pronostic, sous réserve que ce soit dans l'intérêt du patient (l'article 36 du CDM, stipule qu'un pronostic grave ou fatal peut être dissimulé au malade).

2-2- À quel moment l'information est donnée

Plus un acte est complexe et risqué, plus il est nécessaire que l'information soit donnée à l'avance, afin de ménager un délai de réflexion. Ainsi, si le patient, préalablement informé, se rend au rendez-vous pour la réalisation de l'examen, c'est qu'il y consent. Mais il faut que l'information ait été donnée antérieurement, par exemple lors de la prise du rendez-vous ou pour les actes de radiologie interventionnelle lors d'une consultation initiale, utile également au contrôle de l'indication et des contre-indications et à la prescription éventuelle d'une préparation [41].

2-3-Qui doit être informé

Évidemment, le destinataire principal de l'information est le patient. Avec l'accord de ce dernier, des membres de la famille ou une personne de confiance peuvent aussi être informés [51].

2-4-Qui doit donner l'information

Comme en ce qui concerne l'indication de l'acte, le clinicien qui demande l'examen et le radiologue qui le réalise sont responsables de l'information du patient. Le radiologiste, en dernier ressort, doit contrôler que l'information nécessaire a bien été donnée, et le cas échéant, la compléter. Il lui revient de vérifier que le patient consent bien à l'examen envisagé. Il peut être aidé dans cette tâche par le technicien, agissant sous la responsabilité du médecin [41].

Si on respecte les contre-indications, un examen radiologique non invasif n'est théoriquement pas à risque de complication. Par exemple une IRM est contre indiquée chez un patient porteur d'un pace maker. Dans ces circonstances, l'information peut se résumer au contenu de l'indication, donnée au patient par le prescripteur.

À l'inverse, lorsque l'examen présente des risques, une information spécifique est nécessaire pour obtenir le consentement éclairé du patient. Elle oblige un délai de réflexion.

Pour les examens invasifs diagnostiques à faible risque de complication (risque inférieur à 1/1000 patients: IRM, scanner, radiographie standard, injection de produit de contraste intraveineux ou intra articulaire). L'information donnée par le prescripteur doit être privilégiée, au moment où il prescrit l'examen.

Pour les actes diagnostiques invasifs à risque élevé de complication (risque supérieur à 1/1000 : biopsie radioguidée, angiographie conventionnelle...) l'information donnée par le prescripteur reste primordiale. Lors de la réalisation de l'acte, le radiologue ne devrait faire que rappeler cette information, et informer sur les éventuels risques spécifiques.

Enfin, il faut mettre à part les examens invasifs à visée thérapeutique (infiltrations articulaires radioguidées, embolisation...) qui doivent être expliqués par le prescripteur, mais surtout par l'opérateur. Une consultation radiologique spécifique s'impose avec le patient, comme il existe avant tout geste chirurgical (en dehors de l'urgence) [48].

2-5-Qui doit prouver que l'information a été donnée

L'information doit être principalement verbale mais « les paroles s'envolent » et en cas de litige, il appartient au professionnel ou à l'établissement de santé d'apporter la preuve que l'information a été délivrée [48].

2-6- Comment prouver que l'information a bien été donnée

Cette preuve peut être apportée par tous moyens. L'écrit signé n'étant pas une obligation, la preuve de l'information peut être apportée par les différents moyens de présomptions :

- Le témoignage en médecine n'est pas souvent possible du fait du colloque singulier médecin patient,
- Un délai de réflexion avant l'acte radiologique,
- La remise ou envoi d'un document d'information lors de la prise de rendez vous de l'examen radiologique en notant que des questions pourront être posées au médecin traitant et/ou à un radiologue avant l'examen,
- C'est bien sûr en matière de preuve que l'écrit est important, puisque le juge et l'expert médical rechercheront des indices d'information dans les écrits (courriers, dossier, planning de radiologie...).

L'écrit constitue donc un élément de preuve mais ne peut à lui seul libérer le médecin de son devoir d'information. Il doit venir en complément d'une information verbale personnalisée [48].

2-7- Conséquences juridiques du défaut d'information

Le défaut d'information ne constitue pas une infraction pénale et le médecin ne peut donc pas être condamné par les tribunaux répressifs pour un manquement au devoir d'information. Par contre, il constitue une faute pouvant engager la responsabilité civile en médecine libérale ou la responsabilité administrative de l'établissement, dans le secteur public [52].

Le défaut d'information ne peut être la cause directe du dommage final (l'accident médical) mais seulement être la cause de l'absence d'un choix offert au patient (le patient aurait pu refuser l'intervention, ou choisir un autre moyen d'investigation...et de se soustraire au risque qui s'est finalement réalisé). Il s'agit de la théorie de la perte de chance [53].

La Cour de Cassation française, dans son arrêt du 20 juin 2000, pose le principe que pour engager la responsabilité du praticien, le défaut d'information sur les risques encourus doit avoir une incidence sur le consentement du patient. Le patient doit prouver que s'il est correctement informé, il aurait pris une décision différente [53].

La réparation sera limitée à la fraction du dommage résultant du manque d'information, c'est-à-dire au pourcentage de chance de refuser l'acte. Les magistrats n'indemnisent pas le patient non informé en cas d'absence d'alternative ou si l'état de santé rendait indispensable l'acte.

Dans un arrêt en date du 29 avril 1998, la Cour d'Appel de Tunis a condamné un médecin radiologue pour défaut d'information. Il s'agit d'une artériographie qui s'est compliquée d'une tétraplégie. Les juges ont fondé leur décision sur le fait que le risque de complication lié à l'utilisation du produit est connu et non exceptionnel [54].

Dans une autre affaire, concernant une coronarographie compliquée d'un accident vasculaire cérébral. Une plainte à été déposée contre le médecin radiologue pour défaut d'information du risque encouru et absence de consentement. Le tribunal administratif dans son jugement rendu le 31 décembre 1993 a estimé que le recours du patient et sa soumission aux dits soins, présument son consentement [39].

3-Responsabilité de la réalisation de l'acte

Une fois l'indication vérifiée, l'information a été correctement donnée et le consentement recueilli, le radiologue commence son acte.

Le radiologue est pleinement responsable de son acte durant les étapes de sa réalisation, sur le plan de l'accueil et l'installation du patient, de la procédure de l'examen, de la qualité des images, du matériel utilisé, du personnel soignant et des techniciens.

3-1-La responsabilité face aux complications du radiodiagnostic

Tout acte médical sur le corps humain, même conduit dans des conditions de compétence et de sécurité maximale, comporte un risque de complication.

Vu la diversité des techniques d'imagerie médicale, le radiologue peut être confronté, durant la réalisation d'un examen d'imagerie médicale, à plusieurs accidents et complications pouvant mettre en jeu sa responsabilité [12].

Parmi les complications les plus fréquentes on peut discuter :

3-1-1- Les complications liées à l'utilisation des produits de contraste iodés :

L'utilisation des produits de contraste iodés entraîne des accidents assez fréquents, mais rarement graves et exceptionnellement mortels [4].

Ces accidents sont essentiellement d'ordre général, représentés par les réactions allergiques immédiates ou tardives et la néphropathie induite par les produits de contraste (NIPC). Cette dernière peut être une insuffisance rénale de novo, ou l'aggravation d'une insuffisance rénale préexistante [55].

Une étude sur l'incidence des réactions immédiates avec les produits de contraste iodés a été publiée en 1990 par Katayama et ses collaborateurs [56]. Cette étude prospective multicentrique réalisée sur 22 mois, au Japon, a concerné 337 647 patients qui avaient reçu un produit de contraste iodé. Des réactions ont été observées dans 7,9% des cas, dont 0,13% des réactions sont sévères, 0,22‰ des réactions sont très sévères et 2 décès (soit ≈1/170000 décès).

Dans une étude faite par le comité de sécurité des produits de contraste de la société internationale de radiologie portant sur 300 000 cas d'effets secondaires, colligés aux Etats Unis d'Amérique, au Canada, en Australie et en Europe, il a été noté que le décès survient dans un 1cas pour 10 000 dont 1 décès pour 7000 examens vasculaires et 3 décès pour 40 000 urographies intraveineuses [57].

En Tunisie, dans une série de 572 coronarographies, un seul cas de réaction allergique a été observé [58].

Pour la survenue d'une NIPC, une large étude prospective (1826 coronarographies) a montré une incidence de 14,5% d'insuffisance rénale aigue ne nécessitant pas l'hémodialyse et de 0,7% d'insuffisance rénale aigue nécessitant une hémodialyse [55].

A coté des complications générales liées à l'utilisation des produits de contraste, des risques locaux peuvent être observés. Il s'agit des extravasations ou les incidents de perfusion lors de l'injection de ces produits. Ce sont des complications non exceptionnelles du fait de l'utilisation quasi systématique des injecteurs automatiques (0,04% et 0,9%) [59]. Elles peuvent être source de lésions locales ou même des séquelles (atteintes nerveuses ou vasculaires, lésions cutanées), et perturbent le déroulement de l'examen.

L'utilisation des moyens de contraste s'avère donc délicate. Les produits en usage actuellement présentent une nocivité bien moindre que celle des premiers produits employés. Les accidents mortels sont rarissimes (1 pour

100 000 environ). Il n'en demeure pas moins que les progrès devraient encore être accomplis pour essayer d'améliorer l'efficacité et la tolérance des produits de contraste, tout en développant leur spécificité. Notons que la prévention de ces accidents est illusoire, les tests de sensibilisation à l'iode sont aujourd'hui dépassés et n'offrent aucun intérêt [4].

Comme tout acte de radiodiagnostic, la responsabilité du radiologue peut se trouver engagée dans les différentes étapes de réalisation d'un examen utilisant des produits de contraste. Ces étapes sont l'indication de l'examen, l'information et le recueil du consentement éclairé du patient, la préparation et la prémédication, et enfin la conduite à tenir en cas d'accident [60].

Si, le plus souvent, aucune faute n'est retenue en cas d'accident ou d'incident aux produits de contraste, la jurisprudence sanctionne surtout « l'indication non justifiée de l'acte et le risque infligé inutilement au patient ». Aussi : « …le changement de type d'exploration au cours d'un examen faisant courir au patient un risque supplémentaire, différent de celui prévisible au départ, constitue une faute » [40].

Le médecin est également dans l'obligation d'étudier le dossier médical, de s'enquérir des antécédents médicaux du patient afin de relever les facteurs de risques éventuels à des réactions diverses. Devant le moindre problème, une préparation et une prémédication adaptées seront prescrites [60].

Il convient de soulever également le problème du choix du produit de contraste. En effet, certains produits, plus récents entraînent moins d'effets secondaires. Leur morbidité est de 4% contre 12% avec les autres produits mais ils ne diminuent pas la mortalité. Ils sont beaucoup plus chers, ceci explique leur emploi moins fréquent surtout à l'hôpital.

Tout acte de radiodiagnostic utilisant un produit de contraste nécessite une prescription de la préparation de l'examen et des produits de contraste. Cette prescription concerne tant l'ordonnance des produits de contraste que de divers médicaments (préparation antiallergique, antispasmodique, antibiotiques…). Elle peut correspondre à une modulation de la thérapeutique préexistante (anticoagulants, antidiabétiques oraux…), mais peut aussi être non médicamenteuse (régime alimentaire avant une opacification digestive), ou ne correspondre qu'a des consignes de préparation (à jeun, vessie pleine, lavement évacuateur…). Le radiologue est totalement responsable de ces prescriptions ainsi que du contrôle de leur bonne application [40].

Lors de la réalisation de l'examen, le radiologue doit se trouver dans la salle ou à proximité pour pouvoir juger les réactions du patient et intervenir dés qu'un problème survient. Il doit par ailleurs avoir sous la main le matériel de réanimation ainsi que les médicaments de première urgence pour débuter le traitement le plus tôt possible et de façon adaptée en attendant une équipe spécialisée dans la réanimation [60].

Les soins après injection de produit de contraste sont souvent délégués mais le radiologue en reste le principal, sinon l'unique responsable. Ils concernent soit les conséquences de l'acte direct (point de ponction artérielle, état local au site d'injection), soit les suites dues au produit de contraste (perturbations de la fonction rénale ou du métabolisme glucidique) [40].

La Cour de Cassation tunisienne, dans son arrêt n°221 du 14 juin 2000, a confirmé la condamnation d'un radiologue « celui qui a injecté à une jeune patiente une dose d'iode mortelle en ignorant les données acquises qui consistent à tester auparavant la tolérance du produit par l'organisme de la patiente » [61]. Depuis plus qu'une vingtaine d'année, il semblait bien que les tests de tolérance aux produits iodés devaient être bannis, car dangereux et non fiable ; certaines publications récentes remettent en question ce dogme, plongeant à nouveaux les radiologues (et les juristes…) dans le doute [62].

Dans notre série, quatre affaires ont concerné un acte de radiodiagnostic avec utilisation de produit de contraste. Il s'agit de la 3ème, 4ème, 5ème et la 6ème affaire.

Pour trois affaires (3ème, 4ème et 5ème), les patients ont présenté des réactions anaphylactiques suite à l'injection du produit de contraste suivi de leur décès. Dans ces affaires, l'indication de l'examen radiographique était justifiée. La précaution d'interroger le patient sur l'existence d'antécédents allergiques connus, bien qu'elle soit illusoire, à été prise pour la 3ème et la 4ème affaire. Les soins effectués à la suite de cet accident allergique étaient appropriés dans ces trois affaires. Les experts médicaux ont conclu qu'il s'agit d'accidents imprévisibles et rares qualifiés d'aléas médicaux et ne peuvent pas être la conséquence d'une faute médicale. Les juges ont acquitté les médecins accusés.

Pour la 6ème affaire, le patient a présenté une aggravation d'une insuffisance rénale déjà existante. En effet, après l'injection d'un produit de contraste, le patient a présenté une insuffisance rénale aigue nécessitant une hospitalisation et une hémodialyse. Les experts médicaux ont conclu que le médecin radiologue n'a pas bien choisi le produit de contraste pour ce patient déjà porteur d'une insuffisance rénale, et n'a pas pris les précautions nécessaires avant l'utilisation de ce produit de contraste. Le juge a condamné le radiologue pour manquement à l'obligation contractuelle de donner des soins conformes aux données actuelles de la science.

3-1-2- La survenue d'un accident vasculaire :

L'arrêt BIANCHI rendu par le Conseil d'Etat français en avril 1993 admet une responsabilité sans faute objective, pour ischémie et tétraplégie compliquant une artériographie vertébrale. Les motivations de cette décision jurisprudentielle étaient les suivantes:

• l'acte médical est nécessaire au diagnostic ou au traitement du malade ;

• l'existence du risque est connue mais sa réalisation est exceptionnelle ;

• le patient n'est pas particulièrement exposé à ce risque ;

• l'exécution de l'acte est la cause directe du dommage sans rapport avec l'état initial du patient ou l'évolution prévisible de cet état et que le dommage présente un caractère d'extrême gravité [63].

En Tunisie, une affaire de coronarographie compliquée a conduit à un arrêt important du droit administratif (arrêt du 31 décembre 1993 du Tribunal administratif). Il s'agit d'un accident vasculaire avec hémiplégie survenu à la suite d'une coronarographie pratiquée dans un hôpital public. Le Tribunal de Première Instance de Tunis a retenu la responsabilité de l'hôpital public sur la base de présomption de faute. La même décision a été confirmée en appel par le Tribunal administratif : « *La responsabilité de l'administration est retenue sur la base de la présomption de faute chaque fois q'un patient est victime d'un préjudice dont le degré de gravité ne saurait découler de la cause pour laquelle il a été hospitalisé ou de l'examen qu'il a subi* ». La responsabilité de l'état est retenue pour présomption de faute, devant la gravité du préjudice et devant l'impossibilité pour la victime de rapporter la preuve d'une faute commise par le service hospitalier.

3-1-3- Infection par défaut d'asepsie :

Les actes invasifs, qu'ils soient diagnostiques ou thérapeutiques, comportent un risque non négligeable d'infections iatrogènes secondaires, le plus souvent, à un défaut d'asepsie par l'utilisation d'un matériel non stérile ou à une faute d'asepsie de la part du médecin radiologue. Dans ce contexte, et à la suite d'une arthrographie du genou, un patient a présenté une infection au staphylocoque. Le médecin conteste toute faute mais admet l'existence d'une relation de cause à effet entre son intervention est l'infection du genou. La Cour d'appel de Rouen, dans son arrêt du 8 décembre 1987 a décidé : « *Dés lors que rien ne permet de supposer que le patient ait été porteur de l'infection, la charge de la preuve incombe au radiologue qui en l'occurrence n'a pas rapporté cette preuve. Aussi, sa responsabilité est retenue* » [64].

3-2-Les accidents de manipulation ou d'installation

Il arrive que, pendant l'installation dans la salle d'examen radiologique, ou les déplacements de la table, ou les mobilisations du malade, celui-ci subit un accident corporel généralement de nature traumatique. Ces accidents corporels sont secondaires, le plus souvent, aux chutes spontanées, mauvaises ou fausses manipulations des patients, ou encore aux mauvaises installations du matériel radiologique [4].

Ces accidents corporels peuvent causer des lésions traumatiques plus au moins graves pouvant aboutir au décès du patient. Ils constituent un motif important des plaintes (18% des plaintes à l'encontre des radiologues) [44]. De tels accidents, souvent évitables, pourraient supposer un défaut de surveillance ou d'assistance du patient de la part de celui qui réalise l'examen.

Comme le chirurgien durant une intervention, le radiologue est tenu d'assurer la sécurité de son patient au cours d'un examen ou d'un traitement. Il doit prendre toute les précautions et utiliser tous les moyens dont il dispose pour éviter la survenue de tels accidents [4]. Cette obligation découle du contrat de soins qui s'établit, en clientèle privée, entre le médecin et le malade. L'inexécution de cette obligation contractuelle de surveillance engage la responsabilité du radiologue en vertu de l'article 277 du Code des Obligations et Contrats.

En pratique hospitalière, où il n'y a pas de contrat de soins, les rapports du médecin avec le malade s'établissent dans le cadre du service public. C'est l'administration qui répond des fautes de service commises par ses collaborateurs [4].

L'étude de jurisprudence française montre que les affaires sont étudiées au cas par cas. La responsabilité d'un hôpital a été retenue à l'occasion des lésions subies par une patiente qui a chuté de la table d'examen. La chute est survenue pendant que le technicien était occupé à développer les clichés. Il a été constaté qu'aucune précaution n'a été prise par l'hôpital pour assurer la sécurité de la patiente et éviter tout risque de chute. Un contrôle strict des patients est d'autant plus nécessaire dans certains cas (sujet âgé, agité…).

De même, à la suite du décès d'un malade âgé consécutif à une chute de la table de radiologie lors de la mise en position verticale comme l'exige la nature de l'examen, la juridiction administrative française a retenu la responsabilité de l'hôpital pour défaut de surveillance dés lors que l'âge ou l'état du patient exigerait de la part du technicien de radiologie une attention particulière ou lorsque la chute aurait pu être empêchée par l'utilisation de sangles ou de berceau de maintient [4].

En conclusion, le radiologue et le technicien doivent veiller à la sécurité des patients. Ils doivent prendre les précautions et utiliser tous les moyens dont ils disposent pour éviter que des accidents corporels ne surviennent.

Une situation particulière qui mérite d'être citée, concernant les malades de réanimation qui sont le plus souvent intubés, ventilés, et qui se font déplacés fréquemment aux services de radiologie pour des explorations. Les risques que comporte leur transport hors du service de réanimation sont bien connus (extubation accidentelle, coudure d'un cathéter central,...). Dans ces cas, le transport doit être confié à un médecin réanimateur compétent qui doit rester présent jusqu'à son retour au service d'origine [65]. En cas d'accident, c'est la responsabilité du médecin accompagnant qui peut être mise en cause.

On peut citer un exemple d'un accident de transport d'un malade de réanimation. Il s'agit d'une jeune fille de 15 ans qui a été hospitalisée le 28 août 1992 dans un service réanimation pour une méningo-encéphalite d'étiologie indéterminée. Un scanner cérébral lui a été prescrit. Cet examen a été pratiqué le 4 septembre 1992 et son transport vers le service d'imagerie médicale a été confié au médecin stagiaire du service de réanimation. Durant l'installation de la malade sur la table d'examen, il se produisait un déplacement de la sonde d'intubation que le stagiaire repositionnait «sans vérification». L'examen radiologique débutait sans monitorage ECG. Un arrêt cardiorespiratoire est survenu. La patiente est décédée trois semaines plus tard. Une plainte a été posée par les ayant droit, contre l'équipe médicale qui a pris en charge la patiente. Les experts judicaires désignés ont conclu que :

- le médecin stagiaire aurait dû ne pas accepter la mission d'accompagner la patiente au service de radiologie, parcequ'il n'avait pas la compétence d'intervenir en cas d'accident.
- le médecin radiologue ne pouvait pas être tenu pour responsable du défaut de surveillance de la patiente sur le plan de sa réanimation ;
- le médecin réanimateur responsable de la patiente n'aurait pas du déléguer ses responsabilités à un médecin non qualifié pour surveiller une malade relevant de la réanimation.

Ainsi le juge a suit les conclusions des experts et a condamné le médecin réanimateur et le stagiaire et a acquitté le radiologue [65].

3-3-La qualité de l'image et l'obligation de résultats

Le radiologue est un médecin qui se trouve dans un cas particulier : il délivre un « produit », l'épreuve radiologique, qui va servir de support à l'élaboration du diagnostic. La qualité de l'image, est indispensable à l'accomplissement de cet acte intellectuel qui est le diagnostic. Le radiologue est donc responsable de son produit. Il est tenu de remettre des clichés exacts et, en cela, il est soumis à une obligation de résultats. L. Derobert compare cette obligation à celle des laboratoires de donner des résultats exacts pour les examens courants, exempts de tout aléa s'ils sont correctement exécutés [66]. Les appareils de radiographie modernes sont suffisamment perfectionnés pour éviter, au moins théoriquement, les aléas. Rappelons que l'aléa est le fondement de l'obligation des moyens. C'est pourquoi, la jurisprudence fait peser, dans certains cas, une obligation de résultats sur le radiologue [4].

Tenu à la vigilance quant à la qualité de ses épreuves, le radiologue ne doit pas hésiter à les recommencer lorsqu'elles sont ratées. Le radiologue qui remet à un patient un cliché défectueux, et par suite inutilisable, est obligé de le recommencer gratuitement [4].

La jurisprudence française précise que des clichés entachés de graves insuffisances, en ce qui concerne les incidences, les contrastes, la netteté et la présence d'artéfacts, les rendant illisibles et ininterprétables engagent la responsabilité du radiologue[40].

L'obligation de fournir des clichés exacts concerne non seulement la qualité de ceux-ci, mais encore leur étiquetage. C'est ainsi qu'une inversion de coté sur une radiographie d'un organe double conduisait au chirurgien à opérer par erreur le coté sain. Dans ce cas, seul le chirurgien est condamné au motif que, connaissant le malade, il n'aurait pas dû commettre une telle faute. Le radiologue, s'il est poursuivi, lui aurait certainement reproché d'avoir commis une imprudence [4].

Ces erreurs d'identification peuvent avoir des suites médicales et médicolégales graves. C'est la raison pour laquelle les étiquettes adhésives doivent être proscrites sur les films. Le marquage de l'identité, de la date ou du lieu de l'examen et le côté étudié doivent être imprimés photographiquement sur le film [44].

Pour les incidences radiologiques demandées par le médecin prescripteur, elles peuvent parfois être insuffisantes pour révéler la lésion ou l'anomalie recherchée. Le médecin radiologue peut indiquer des incidences complémentaires. Dans tous les cas, le radiologue doit communiquer au médecin prescripteur, les limites de l'examen demandé et indiquer les incidences ou/et les examens additionnels permettant le diagnostic [67].

3-4-L'état du matériel et l'obligation de sécurité

L'installation, l'homologation et la surveillance des appareils radiologiques sont strictement réglementées en France. La responsabilité en cas de défectuosité des appareils a été invoquée, dés les débuts de la radiologie [68].

Actuellement, la responsabilité du radiologue est fondée comme celle de tout médecin, sur la responsabilité contractuelle et dans certains cas de la responsabilité du fait des choses [40].

L'interprétation du contrat médical conduit à distinguer, d'une part une obligation de moyens concernant les soins, d'autre part une obligation d'assurer la sécurité du patient pendant le fonctionnement d'un appareil. Le malade peut admettre les aléas de la médecine, mais n'accepte pas facilement un dommage causé par matériel défectueux ou vétuste [4].

Si un patient estime avoir subi un dommage dû à un outil utilisé par le radiologue, il doit établir son action et son argumentation sur un manquement aux obligations du contrat. Actuellement, la jurisprudence retient nettement une responsabilité particulière du médecin du fait des appareils qu'il utilise, plus importante que la responsabilité contractuelle [40]. « Lorsqu'une chose est en cause, ayant entraîné, par un mauvais fonctionnement, un dommage, le médecin doit répondre, bien qu'aucune faute n'ait été prouvée ».

En l'absence de contrat, un dommage subi par le matériel utilisé ne peut être invoqué dans le cadre d'une responsabilité délictuelle, mais plutôt, au titre de l'article 96 du COC (responsabilité du fait des choses).

Au total, c'est bien « une obligation de sécurité-résultat » qui pèse sur le radiologue dans l'utilisation de son matériel. Cette obligation inquiète souvent le praticien. D'abord parce qu'il ne peut s'exonérer qu'en prouvant qu'il s'agit d'un cas fortuit, d'une force majeure ou de la faute d'un tiers, ensuite, parce qu'il n'a pas forcément les connaissances techniques suffisantes pour entretenir lui même son matériel. Cependant, la radiologue peut s'adresser à une entreprise spécialisée qui, par contrat, assurera l'entretien et les réparations de l'appareil. En cas d'ennui juridique, le radiologue aura la possibilité de se retourner contre cette entreprise, ou contre le fabricant ou le vendeur du matériel. Heureusement, les appareils modernes deviennent de plus en plus surs et les accidents de plus en plus rares [4].

Dans ce cadre, la Cour de Cassation française a affirmé que « le contrat formé entre le patient et son médecin met à la charge de ce dernier une obligation de sécurité de résultats en ce qui concerne les matériels qu'il utilise pour l'exécution d'un acte médical d'investigation ou de soins »[64].

Dans le cadre hospitalier, le matériel appartient à l'hôpital. En cas de dysfonctionnement, c'est à la direction de l'établissement d'apporter la preuve d'une maintenance suffisante. Le médecin doit agir prudemment en signalant toute défectuosité du matériel à la direction en conservant une trace. Il peut, cependant commettre une faute s'il utilise un appareil malgré un défaut connu.

Par ailleurs, le radiologue reste responsable des autres matériels non radiologiques dont, par exemple, le matériel de réanimation des salles. Le radiologue doit avoir tous les moyens nécessaires à la bonne réalisation de ses actes et de pouvoir pallier tout incident prévisible même très exceptionnel [40].

3-5-La responsabilité du fait d'autrui

La réalisation des examens d'imagerie nécessite une très grande rigueur.

Le technicien en radiologie travaille sous la responsabilité du médecin radiologue quelque soit le mode d'exercice de ce dernier (hôpital, clinique privée, cabinet de radiologie).

Cette profession s'exerce au contact des malades. Elle requiert des qualités humaines, une bonne formation en soins et un sens de responsabilité. Outre les compétences techniques, le technicien doit avoir des qualités d'attention et d'écoute permettant de créer un climat de confiance [69]. Le technicien assure l'accueil, le contact préliminaire, informe le patient du déroulement de l'examen, le rassure et l'installe.

Le technicien participe à la réalisation des actes médicaux (injection des produits de contraste, pose de perfusions…), Il positionne le patient et règle les constantes sur le générateur en fonction de l'incidence radiologique à réaliser, il développe et juge la qualité des clichés et il participe à la surveillance clinique du patient.

Le technicien doit aussi veiller à l'hygiène générale et au respect des règles d'asepsie. Pour les examens courants et codifiés, le technicien intervient seul pour la radiologie conventionnelle, le scanner et l'IRM, il applique un protocole défini par le médecin. Pour certaines investigations nécessitant un acte relevant de la seule compétence du médecin (ponction, cathétérisme…), il assiste celui-ci dans son intervention, il doit connaître parfaitement le matériel (exemple : différentes sondes et guides pour examens vasculaires…) pour aider le médecin et assurer le bon déroulement de l'examen [70].

En conclusion, le technicien en radiologie, dûment qualifié (diplôme d'état de technicien supérieur de la santé) accomplit les actes professionnels qui lui incombent sous la responsabilité et la surveillance du médecin radiologue capable d'en contrôler l'exécution et d'intervenir immédiatement. Autrement dit, le radiologue répond des actes des ses manipulateurs : c'est la responsabilité du fait d'autrui.

On peut rappeler les deux exemples où la responsabilité de l'hôpital a été retenue suite à la chute d'une patiente de la table d'examen :
- dans le premier, pour absence de précautions nécessaires, de la part du technicien pour assurer la sécurité de la patiente, alors qu'il était occupé à développer les clichés.
- dans le deuxième, pour défaut de surveillance de la part du technicien dés lors que l'âge ou l'état du patient exigerait une attention particulière et que la chute aurait pu être évitée par l'utilisation de sangles ou de berceau de maintien.

4- Responsabilité de l'interprétation

Le problème de la responsabilité du radiologue vis-à-vis de la qualité du diagnostic est de plus en plus prégnant et de plus en plus utilisé pour mettre en cause le radiologue [71].

Le technicien de l'image fait place à l'homme de l'art lorsque vient le moment d'interpréter des radiographies en vue d'un diagnostic. Cette opération intellectuelle comporte des aléas. Le radiologue est soumis à une obligation de moyens [4].

L'interprétation en radiologie se base sur deux critères essentiels : [39]
- Savoir déceler l'anomalie et explorer une région donnée ;
- Savoir interpréter cette anomalie.

L'interprétation des images comporte :
- la localisation anatomique ;
- lorsque la localisation anatomique a été reconnue, il faut préciser s'il s'agit d'une image pathologique, d'une variante du normal ou d'un aspect inhabituel du fait d'une projection de structures. Les clichés comparatifs peuvent être utiles pour résoudre ces problèmes ;
- un essai d'interprétation anatomopathologique, au moins macroscopique (ulcération, œdème, etc....) de l'image ;
- la précision d'une éventuelle étiologie.

Il est parfois possible sur des données radiologiques, d'aboutir à un diagnostic définitif mais les images pathognomoniques sont rares. Le plus souvent, on se trouve confronté à des données compatibles avec plusieurs étiologies.

Le médecin radiologue se base alors :
- soit sur des informations contenues sur le même cliché ou des clichés complémentaires ;
- soit sur des données cliniques ou des examens complémentaires biologiques ou autres.

4-1-Les erreurs d'interprétation

Les erreurs de diagnostic sont fréquentes en radiologie.

Larland et coll constatent [72] que les erreurs diagnostiques en radiologie représentent environ 30% de l'ensemble su contentieux médical aux Etats-Unis concernant les radiologues.

De même, dans une étude sur les plaintes en responsabilité médicale faite sur 20 ans (entre 1975 et 1994), dans les hôpitaux de Chicago, la radiologie a été impliquée dans 2219 affaires. 47% des plaintes ont concerné des erreurs de diagnostic [73].

En France, Le Groupe des Assurances Mutuelles Médicales (GAMM), couvre la majorité des médecins français et fournit des indications très précieuses sur l'évolution de la responsabilité médicale d'année en année. En 2006, sur 74 déclarations, 11 ont concerné des erreurs d'interprétation [74]. En 2007, 102 déclarations ont concerné la radiologie dont 7 ont été des erreurs d'interprétation [75].

Les erreurs de diagnostic peuvent être dues à :
- un défaut de perception ;
- un défaut de jugement du praticien ;
- une exposition ou un positionnement inadéquat du patient ;
- une méconnaissance ou une ignorance de données.

L'erreur de diagnostic ne devient fautive que lorsqu'elle résulte d'un manquement à des obligations, d'agir conformément aux données de la science devant les symptômes traduisant la maladie [4].

Selon la jurisprudence française, « l'erreur de diagnostic ne constitue pas en elle-même une faute professionnelle ». L'erreur n'est fautive que si elle est de gravité inadmissible, il faut qu'elle révèle « ... une ignorance de données médicales certaine ou une négligence inadmissible... » [40].

Selon un arrêt de la première chambre civile de la Cour de Cassation française du 22 mai 1964 « la responsabilité du médecin est alors écartée si le diagnostic est très difficile à établir ou si une erreur est excusable selon les usages professionnels... »

C'est en vertu de ce principe que des erreurs de diagnostic du radiologue n'ont pas été retenues devant des cas difficiles:[4]

- Erreur sur l'étiologie d'une fracture du col fémoral. Le diagnostic d'une fracture pathologique reliée à un ostéosarcome avait été posé, ce qui conduisait à l'amputation du malade. En réalité, il s'agissait d'un cas bénin, qualifié à l'époque des faits de fracture à retardement.
- Confusion entre un ulcère et un cancer de l'estomac. L'erreur du radiologue fut corrigée par le chirurgien au cours de l'intervention.

Selon l'article 32 du CDM « le médecin doit élaborer son diagnostic avec la plus grande attention et s'il y a lieu en s'aidant … des conseils les plus éclairés et des méthodes scientifiques les plus appropriées ». Cela rappelle l'importance de la clinique pour l'interprétation, l'opportunité de demander l'avis d'un confrère, ou de réaliser un examen complémentaire, facilitant le diagnostic (échographie rénale au décours de l'urographie intraveineuse anormale) [40]. Toute négligence a ce niveau peut constituer une faute.

Pourrait également être considéré comme une négligence le fait de ne pas tenir compte des résultats d'un examen radiologique précédent, pour autant que celui-ci soit disponible [41]. Ce la peut induire le radiologue dans des erreurs de diagnostic concernant l'évolution d'une pathologie ou en passant a coté d'un diagnostic antérieurement établi.

Parallèlement à l'erreur de diagnostic, un retard de diagnostic, peut engager la responsabilité du radiologue selon la notion de perte de chance. Un arrêt de Tribunal de Grande Instance de Grenoble montre toute l'importance de cette notion en radiodiagnostic : « Le médecin ne doit pas commettre d'erreur d'interprétation de nature à entraîner une erreur de diagnostic ou un retard de diagnostic ou de traitement »

On peut citer l'exemple d'un médecin urgentiste, passant dans le service de radiologie de l'hôpital où il travaille, demande au manipulateur présent de lui faire une radiographie pulmonaire. Il regarde le cliché, discrètement surexposé, sans y déceler apparemment d'anomalie, et le laisse dans une enveloppe dans le service de radiologie. Ce cliché, hors circuit normal, n'est ni enregistré par le manipulateur ni interprété par un radiologue. Dix sept mois plus tard, alarmé par la persistance d'une toux, le médecin se prescrit un nouveau cliché. Le radiologue découvre alors un cancer du poumon étendu. La première radiographie, dont il ignorait l'existence, lui est communiquée ; une lésion encore peu étendue était déjà visible. L'urgentiste porte plainte contre l'hôpital pour « non interprétation » du cliché initial, responsable d'un retard diagnostique. Le médecin radiologue a été alors condamné [76].

Dans notre série, l'affaire n°2 a concerné le problème d'erreur de diagnostic ou erreur d'interprétation.

Devant l'apparition récente de douleurs localisées à l'hypochondre droit sans fièvre ni ictère, le gastro-entérologue a suspecté une lithiase vésiculaire et a demandé une échographie abdominale. Devant une symptomatologie pareille, l'indication de l'échographie est justifiée.

L'échographie abdominale effectuée par le radiologue a montré « une dyskinésie de la vésicule biliaire avec quelques microlithiases et un cholédoque modérément dilaté ».

L'interprétation initiale de ces images par le médecin radiologue et secondairement par le gastro-entérologue et le chirurgien a tenu compte du contexte clinique. Après l'intervention, ces images « pseudo-vésiculaires avec microlithiases » se sont révélées correspondre au duodénum. Dans une telle situation, l'erreur de diagnostic était possible et excusable, d'ailleurs l'autre échographie pratiquée en post-opératoire lors de l'expertise médicale, par un autre radiologue a montré des images pouvant être confondues avec une vésicule biliaire. Les experts ont conclu que le diagnostic de l'agénésie de la vésicule biliaire était difficile et que les soins prodigués à la patiente y compris l'intervention chirurgicale, étaient conformes aux données actuelles de la science. Le juge a rejeté toute responsabilité des médecins.

4-2-Le compte rendu radiologique :

Le compte rendu radiologique est le produit final de l'examen d'imagerie. Il traduit la connaissance et la compréhension du problème clinique, la précision médicale et technique, l'acuité de l'analyse et la pertinence des conclusions. Il est le moyen de communication des radiologues entre eux et avec les médecins prescripteurs et, dans un grand nombre de cas, il est lu par le patient. Son contenu met en jeu la responsabilité mais aussi la crédibilité de celui qui l'écrit[77].

Tout radiologue doit comprendre que le compte rendu radiologique est l'élément essentiel de valorisation de son activité, par lequel l'information émanant de ses actes est transmise au médecin demandeur, aux patients et devient une trace écrite du geste diagnostic ou thérapeutique effectué[78].

Le compte rendu radiologique est un document médical qui obéit aux principes édités par l'article 27 du CDM. Il doit ainsi mentionner des renseignements comportant l'identité et la signature du médecin, la date de l'examen, l'identité exacte du patient.

Les principales qualités du compte rendu, utile pour le clinicien, sont la clarté, la brièveté et la corrélation avec la clinique [77].

En ce qui concerne la rédaction du compte rendu, le modèle de l'article scientifique proposé par Blais et Sanson [79], semble être excellent et facile à mémoriser. Il permet d'éviter la subjectivité ou les formules alambiquées toujours mal perçues par le correspondant. L'introduction remet en place la question posée dans le contexte du dossier médical du patient. Elle permet au correspondant de vérifier que sa demande a été bien comprise. L'équivalent du chapitre « patients et méthodes » devient un paragraphe technique. Ce chapitre par nature rébarbatif est utile en cas d'incident ou pour la réalisation d'un suivi. Ensuite, on indique les résultats bruts de l'examen. Enfin, à la place de la discussion vient un chapitre de synthèse et de conclusion qui replace les résultats dans le contexte initial et tente de répondre au mieux à la question posée [80].

Dans certaines situations, il n'est pas toujours possible ou utile de suivre ce schéma d'établissement du compte rendu :
- Dans certains cas, l'image pathologique est évidente. La description doit être courte, synthétique, mêlant à la fois l'analyse descriptive, l'interprétation et la discussion.
- Dans d'autre cas au contraire, le compte rendu devra être plus long, et en particulier, la description plus fine, plus analytique, plus détaillée notamment dans les circonstances suivantes :
  - Lorsqu'il peut y avoir une discussion diagnostique et que plusieurs interprétations peuvent être proposées.
  - Lorsqu'il s'agit d'une pathologie susceptible d'une surveillance ultérieure avec ou sans traitement, les clichés peuvent s'égarer, le compte rendu sera alors le seul élément permettant d'apprécier l'évolution.
  - Lorsqu'une sanction thérapeutique agressive est envisagée : les arguments amenant au diagnostic radiologique doivent être développés.

Parfois, on ne parvient pas à une bonne localisation anatomique de l'image. Dans d'autres cas, on ne peut pas préciser son caractère pathologique ou non. Il n'est pas possible de dire quel est le type de pathologie auquel on est confronté. Dans ce cas, il faut expliquer dans le compte rendu radiologique pourquoi le raisonnement s'arrête et suggérer quels sont les examens complémentaires utiles. Le médecin radiologue doit avoir à sa disposition un certains nombres de tournures de phrases lui permettant de suggérer ces examens en fonction du correspondant au quel il s'adresse.

Le compte rendu doit être aussi bref que possible pour un cliché ou un examen strictement normal, mais il faut préciser que l'on a trouvé aucune des images auxquelles on pouvait s'attendre, compte tenu de la symptomatologie qui a motivé l'examen ; de même, les images pièges dues à des artéfacts ou à des facteurs techniques doivent être mentionnées pour qu'elles ne prêtent pas à confusion ou qu'elles ne soient pas interprétées à posteriori par d'autres médecins comme des images pathologiques[69].

Le radiologue doit s'assurer que le médecin demandeur a bien reçu l'information. Délivrer un double compte rendu, l'un pour le malade, l'autre adressé au médecin semble la méthode la plus sure pour s'assurer de la bonne transmission de l'information [78]. Cependant, il est souhaitable que le radiologue en conserve une copie dans ses archives pour être consulté ultérieurement à toute fin utile.

L'absence ou la perte d'un compte rendu ou du cliché radiologique, même normal, peut motiver une action judiciaire contre le radiologue. On rapporte l'exemple d'une jeune femme qui, à la suite d'une césarienne, se plaint de douleurs abdominales faisant craindre une occlusion. Un cliché d'abdomen est réalisé et interprété comme normal. Par la suite, la patiente est opérée pour un volvulus du côlon et décède après l'intervention. Une plainte est déposée par la famille contre l'obstétricien mais aussi contre le radiologue pour avoir méconnu le diagnostic de volvulus. Il apparaît alors que le cliché ne peut être retrouvé. L'hypothèse de la dissimulation d'une erreur de diagnostic est alors soulevée par l'avocat de la famille de la victime. Le radiologue a été alors condamné[76].

Enfin, il faut rappeler l'importance du secret professionnel, parfois oublié, dans la gestion informatisée des comptes rendus, voire des images. Les systèmes de transmission d'images, de stockage informatisés relèvent en outre du droit de la propriété de l'image [40].

5-Responsabilité dans la réalisation des actes interventionnels

L'imagerie interventionnelle mérite une place à part dans la problématique de l'imagerie médicale. En premier lieu parce que, outre le diagnostic, elle a dans certains cas un rôle thérapeutique. Un rôle qui tant sur le plan pratique que symbolique, modifie donc quelque peu le statut du radiologue qui sera assimilé à celui du chirurgien. Sa responsabilité sera engagée aux différents temps de l'examen : avant, pendant et après l'acte.

5-1- Avant l'acte : le radiologue doit : [12]

- *obtenir toutes les informations cliniques et paracliniques nécessaires ;*
- *étudier la faisabilité de l'acte;*
- *retenir l'indication* : Le radiologue doit choisir, parmi plusieurs techniques, celle qui est la plus adaptée et qui comporte le moins de risque pour un résultat identique. Elle ne doit pas apporter un risque supplémentaire. La jurisprudence française retient comme faute « ... l'absence de nécessité de l'acte faisant recourir des risques inutiles au patient... » [40], et juge que « le recours prématuré, en l'absence de toute urgence, à une technique de risque supérieur est fautif » [81];
- *expliquer et informer* le patient sur les risques et les avantages et les alternatives de l'acte interventionnel ;
- *obtenir le consentement éclairé du patient;*
- *prendre les avis des spécialistes* concernés et notamment l'anesthésiste en vue de la consultation pré-anesthésique.

5-2- Pendant l'acte : le radiologue doit vérifier le matériel mis à sa disposition. En cas d'anomalie, lors de la réalisation de l'acte, dans le fonctionnement du matériel, il doit informer par écrit l'autorité administrative et l'établissement. L'acte interventionnel est un acte invasif qui doit être précédé des précautions préalables (examens complémentaires et consultation pré-anesthésique). Durant l'acte, le radiologue doit respecter et faire respecter les règles de sécurité et d'asepsie [12].

Les complications de la radiologie interventionnelle peuvent être liées à l'anesthésie ou à l'acte lui-même : plaie vasculaire, réactions aux produits de contraste, accidents vasculaires cérébraux ou médullaires, etc. Ces complications sont souvent source de plaintes avec mise en cause de la responsabilité du praticien dans les situations suivantes :

- une indication non justifiée : un examen invasif, non justifié suffit à retenir la responsabilité du médecin radiologue ;
- une infrastructure insuffisante : quand l'acte est accompli dans les conditions techniques et avec un environnement médical non satisfaisant ;
- le médecin qui a réalisé l'acte n'avait pas la compétence requise pour le faire ;
- les soins sont inappropriés à la suite de survenue de cette complication : le radiologue demeure le principal sinon l'unique responsable ;
- un retard de diagnostic de ces complications à la suite d'un défaut de surveillance ;
- Un défaut d'information de cet incident.

5-3- Après l'acte : le radiologue doit bien entendu suivre ses patients durant la période post opératoire même si le patient est hospitalisé dans un service spécialisé ou dans un service de soins intensifs. Même au sein d'une équipe multidisciplinaire, le principe de la responsabilité partagée ne dégage aucun des partenaires et en particulier l'opérateur de ses responsabilités personnelles.

En général, il n'existe pas d'unité d'hospitalisation ou de lits réservés à la radiologie interventionnelle, les malades sont transférés aux services où ils sont hospitalisés [40].

La surveillance après l'acte comporte la surveillance immédiate, en salle de réveil et au service d'hospitalisation (vérification du point d'injection artérielle, le respect de la position allongée...) et la surveillance éloignée par des consultations de suivi et des examens de contrôle à fin d'évaluer l'efficience thérapeutique du geste [68].

6-Responsabilité médicale et radioprotection

Le développement des activités humaines utilisant les rayonnements ionisants et parallèlement la mise en évidence de leurs effets sur l'organisme humain ont amené la création d'un système de radioprotection. Celui-ci est basé sur les recommandations de la Commission internationale de protection radiologique (CIPR). Il vise à encadrer l'utilisation des rayonnements ionisants, exclure les effets déterministes et limiter les effets stochastiques [82].

En Tunisie, la réglementation s'inspire largement des recommandations internationales de radioprotection, par une série de textes législatifs. Il s'agit essentiellement de :

- La loi n° 81-51 du 18 juin 1981, relative à la protection contre les dangers des sources de rayonnements ionisants.
- Le décret n° 82-1389 du 27 octobre 1982, portant organisation et attributions du Centre National de Radioprotection.
- Le décret n°86-433 du 28 mars 1986, relatif à la protection contre les rayonnements ionisants.

Le domaine du radiodiagnostic médical, utilisant les rayonnements ionisants est concerné par ces textes, et tout exploitant de ces rayonnements, est responsable de la radioprotection au sein de son établissement. Il peut s'agir

- du médecin radiologue exerçant au sein de son propre cabinet de radiologie ou dans une clinique privée ;
- de l'administration de l'établissement pour les hôpitaux ayant un service de radiodiagnostic

Le système de radioprotection est fondé sur trois principes [82] :

- la justification des pratiques : l'utilisation des rayonnements ionisants repose sur une analyse bénéfice/risque ; le coût d'une activité doit être compensé par les avantages qu'elle procure en termes sanitaire, social, économique ou scientifique ;

- l'optimisation : les niveaux d'exposition doivent être maintenus le plus bas possible, tout en maintenant l'objectif recherché ;

- la limitation des doses individuelles pour l'exposition externe et interne : des limites à ne pas dépasser ont été fixées pour les personnes exposées.

Ces textes rendent désormais obligatoire, pour les médecins réalisant des examens d'imagerie utilisant les rayonnements ionisants, l'application des principes fondamentaux de la surveillance de la santé des travailleurs (titre V du décret n°86-433).

Dans le domaine de l'irradiation médicale (titre VII du même décret), le praticien est tenu de :
- avoir une formation adéquate (initiale et continue) en radioprotection ;
- réduire au minimum compatible, avec l'examen entrepris, la radioexposition de l'embryon ou du fœtus ;
- appliquer les principes fondamentaux de la radioprotection et du système de limitation des doses pour les patients.

Toute infraction aux dispositions de ces textes législatifs est passible d'un emprisonnement de 16jours à 3 mois et/ou une amende de 100 à 1000 dinars.

Dans le cadre de la radioprotection des patients, un guide de bon usage des examens d'imagerie a été élaboré par les sociétés savantes (Société française de radiologie et la société française de biophysique et de médecine nucléaire). Les objectifs de ce guide sont principalement [83] :

- réduire l'exposition des patients par la suppression des examens d'imagerie non justifiés ;
- réduire l'exposition des patients par l'utilisation préférentielle des techniques non irradiantes ;
- améliorer les pratiques cliniques par la rationalisation des indications des examens d'imagerie.

Radioprotection de la grossesse

Les principes de la radioprotection élaborés par la Commission internationale de protection radiologique (CIPR) s'appliquent largement à la grossesse.

Le principe de justification impose que l'irradiation d'une grossesse, connue ou non, doit être évitée. Toute exposition, aux rayonnements ionisants, doit être pesée en termes de bénéfice et de risque. L'avantage médical direct doit être suffisant par rapport au risque encouru.

Le principe d'optimisation oblige un maintien des doses au plus bas possible et impose que la recherche d'une grossesse doit obligatoirement être faite. Le médecin prescripteur et le radiologue sont co-responsables de la recherche initiale de grossesse avant de poser l'indication de l'acte radiologique[84,85].

Les effets des rayons X sur la grossesse sont de trois types : le risque tératogène, le risque cancérigène et le risque génétique.

Trois périodes différentes sont à considérer [85]:
- Le tout début de grossesse (0 à 8 jours d'aménorrhée) : Pendant cette période, il s'agit de la loi du tout ou rien. Ou bien la grossesse s'arrête, ou bien elle continue et elle sera normale. L'effet létal existerait à partir de 200milli-Sievert (mSv).
- Du 9e jour à la fin du deuxième mois : C'est la phase d'organogenèse. Aucune malformation n'est observable pour des doses inférieures à 200mSv. Un retard mental peut apparaître pour des doses supérieures à 500mSv.
- Du troisième mois à l'accouchement : C'est le stade du développement foetal. Pour des doses comprises entre 250 à 500mSv, un retard mental ou une microcéphalie ont pu être observés. Quelle que soit la période

concernée, aucune malformation humaine ni aucune conséquence néfaste des rayonnements ionisants n'a été décrite pour des doses < 200mSv.

Il paraît opportun de rappeler, les conclusions scientifiques de la CIPR qui a récemment publié dans son numéro 84, des recommandations relatives à la grossesse.

La première préconisation de la CIPR est d'afficher dans différents endroits de la structure radiologique (accueil, salle d'attente, déshabilloirs) un rappel du type "S'il se peut que vous soyez enceinte, veuillez en informer le médecin ou le manipulateur avant la radiographie" [43].

La CIPR rappelle ensuite qu'il est scientifiquement injustifié de refuser un examen radiologique nécessaire pour la femme au motif de la simple possibilité d'une grossesse, puisqu'il est reconnu par la CIPR (publication n° 84) que "Les doses reçues dans le cadre de la plupart des procédures diagnostiques prénatales correctement conduites ne présentent aucun risque supplémentaire mesurable de décès prénatal, de malformation ou d'altération du développement mental par rapport à l'incidence naturelle de ces aléas... Dans la quasi-totalité des cas, si un examen diagnostique s'avère nécessaire au plan médical, le risque pour la mère de ne pas faire l'examen est plus grand que le risque de préjudice potentiel pour le foetus..."[43].

En cas de grossesse avérée ou simplement non exclue, il convient évidemment de prendre toutes les mesures raisonnables pouvant minimiser l'exposition du foetus lorsque celui-ci est dans le faisceau direct. En effet "L'exploration radiologique médicalement indiquée de zones situées à distance du foetus, comme le thorax, le crâne ou les extrémités (autres que la hanche), peut être réalisée en toute sécurité à n'importe quel moment de la grossesse si l'appareillage est correctement blindé et que l'on utilise une collimation du faisceau de rayons X. Il n'est généralement pas nécessaire d'adapter les procédures".

Pour ces examens faits à distance du pelvis, il semble tout autant scientifiquement injustifié d'exiger un diagnostic de grossesse négatif avant toute radiographie [43].

Dans la situation où l'examen à pratiquer irradie directement la cavité pelvienne, il y a 4 situations à envisager [84,85] :

- La grossesse est exclue formellement par la patiente : il faut le noter dans l'observation médicale et pratiquer l'examen après information habituelle.
- La patiente ne peut exclure formellement une grossesse, s'il n'y a pas de retard de règles, on se trouverait dans la phase de pré implantation : la loi du tout ou rien s'applique. Il faut doser des ßHCG, informer précisément des risques éventuels, bien vérifier que le principe de justification est appliqué, estimer les doses délivrées effectivement et de préférence les faire figurer dans le dossier médical.
- La grossesse est avérée ou probable, il faut informer la patiente des risques selon le stade de la grossesse et estimer les doses reçues en respectant le principe d'optimisation, sans oublier de tout mentionner dans le compte rendu et le dossier médical.
- La grossesse est méconnue au moment des examens : Il faut alors calculer les doses reçues de façon réaliste et objective, informer des risques éventuels, en tenant compte de l'âge de la grossesse au moment des examens radiologiques, inscrire tout ces éléments dans le dossier médical de la patiente. Cette situation justifie aussi un entretien personnalisé ou une consultation avec la patiente ou son entourage habilité.

7-Responsabilité médicale et télémédecine

Le développement des réseaux d'images, de l'Internet, de la radiologie numérique a donné depuis quelques années un nouvel essor à la télémédecine, c'est-à-dire l'exploitation médicale des nouvelles technologies de l'information et de la communication. La radiologie est l'un des principaux domaines de développement de la télémédecine. Il est clair que la téléradiologie parait très prometteuse, si elle permet au patient d'obtenir l'avis de médecins qu'il n'aurait pas pu consulter sans cet outil [41].

On distingue deux situations très différentes tant au plan médical ou technique que déontologique : [86]
- La téléexpertise et la téléconsultation qui consistent, pour un médecin radiologue, à demander un second avis, plus spécialisé, à un confrère radiologue (téléexpertise) ou d'une autre discipline (téléconsultation) afin de confirmer son diagnostic ou sa conduite à tenir devant un cas pratique.
- Le télédiagnostic qui est une prise en charge radiologique à distance d'un patient dont les images, enregistrées par un manipulateur, seraient transmises, sur le champ ou ultérieurement, pour une interprétation unique et définitive par un téléradiologue plus au moins proche.

Au point de vue technique, le téléradiologue doit avoir les moyens de garantir qu'il donnerait exactement les mêmes renseignements à distance que s'il était sur place. Il faut aussi insister sur la qualité de l'image, qui peut être atteinte tout au long de son exploitation, transfert ou même l'archivage. Il faut encore garantir le recueil des autres informations, notamment cliniques, indispensable à un diagnostic à distance, préserver l'information du patient et l'obtention d'un consentement [86].

La télémédecine est parfaitement légitime, sinon obligatoire, lorsque certaines conditions sont respectées : [87]
- *S'il s'agit de faciliter l'obtention de l'avis d'un confrère plus spécialisé.*
- *Si elle ne remplace pas un acte médical classique.* Ainsi le radiologue qui ne maîtrise pas convenablement un acte ne devrait pas l'accomplir au prétexte qu'il pourra transmettre les images et obtenir un avis, en dehors d'une réelle urgence. Il serait préférable d'adresser le patient chez un confrère compétent.
- *Si elle ne fragilise pas les droits classiques du patient* :
    • Au choix de son télémédecin ;

- À l'information sur les actes pratiqués : le patient doit être informé du souhait du praticien de demander un avis par téléradiologie ;
- Au secret professionnel et à la protection de sa vie privée, en cas de transfert d'informations nominatives. Compte tenu de l'étendue du réseau, voire de sa non spécificité médicale, un grand nombre d'individus utilisent ces voies de transmission, mettant à mal le secret médical ;
- À la qualité des soins : le télédiagnostic doit apporter un surcroît de qualité au patient. Le médecin demandeur d'avis doit avoir la compétence nécessaire pour choisir les informations pertinentes pour le diagnostic et de discuter avec le téléradiologue d'une manière efficace [88] ;
- À la réparation d'un éventuel dommage résultant d'une faute médicale ou d'une défaillance du système de télémédecine : le fait de donner un avis directement ou à distance ne devrait pas modifier le principe traditionnel de la responsabilité médicale. Lors des actes partagés, il n'y a pas de partage de la responsabilité, mais un cumul des responsabilités de chacun des intervenants.

- *Si elle ne perturbe pas les devoirs généraux des médecins envers son patient ni ses collègues.*

La télémédecine ne doit pas exacerber la concurrence et favoriser le braconnage médical et ne doit pas faire oublier le devoir d'économie qui limite le médecin à ce qui est strictement nécessaire à la qualité des soins [87].

En conclusion, la pratique de la télémédecine doit se faire dans le respect des règles légales et déontologiques qui encadrent la profession médicale.

Prévention

Prévention

A ucune recette miracle ne permet d'éviter une plainte en responsabilité médicale. Cependant, certains comportements seront considérés avec bienveillance par le tribunal ou le juge si, malgré tous les efforts du médecin, une plainte était déposée : il s'agit de l'honnêteté, de la compétence, du sérieux, de la bonne foi et de la loyauté du médecin qui sont des boucliers très protecteurs.

Une bonne prévention du risque médicolégal en radiologie exige :

-L'amélioration de la communication entre le radiologue et le malade :

Le radiologue fait partie de l'équipe multidisciplinaire prenant le patient en charge, sa compétence médico-technique n'est pas suffisante, elle doit s'accompagner de compétences relationnelles et d'une volonté de participer à l'amélioration de la prise en charge des patients. Un certain nombre de plaintes et de reproches adressés à l'encontre du corps médical ont pour cause un défaut ou une mauvaise communication [89].

Les recommandations jusqu'ici publiées, concernant la relation médecin-malade, sont avant tout destinées aux médecins traitants et s'appliquent moins directement aux radiologues [90].

Selon le **CREDO**, le radiologue doit :

- Construire une relation partenaire avec le patient : C'est au personnel et au radiologue de structurer cette relation, d'une façon volontaire et professionnelle. Il importe au radiologue de se présenter, de préciser son rôle et sa fonction, avant de commencer l'examen lui-même. Il doit parler au malade en l'appelant par son prénom et en s'asseyant à côté de lui pour être à sa hauteur et non pas debout, dans une position dominante. Le radiologue ne doit pas hésiter de s'excuser auprès du patient qui semble être en colère pour de longues attentes par exemple et de lui expliquer les causes du retard. Il doit respecter la personne du malade, de sa dignité, de sa pudeur (le couvrir, lui présenter les stagiaires)

- **R**éaliser l'examen dans les meilleures conditions : propreté des salles, bon éclairage, ne pas utiliser le téléphone pendant les examens...
- **E**couter ce que le patient veut nous dire et les questions qu'il souhaite poser.
- **D**onner des informations et répondre aux questions, en cas de découverte d'une anomalie ou si des lésions progressent ou récidivent. Le langage doit être adapté, simple et l'on doit s'assurer qu'il a été compris. Le radiologue doit annoncer avec nuance une mauvaise nouvelle, sans pour autant travestir la réalité. Le radiologue doit ensuite téléphoner au médecin traitant pour l'informer des résultats et lui préciser ce qui a été dit au malade, pour que l'information soit cohérente. On sait que la discordance des discours de différents médecins est une des causes principales des récriminations des malades.
- **O**rganiser les services autour du patient. L'accueil doit être souriant et informatif. Le personnel doit être disponible, prêt à renseigner, à orienter. L'environnement doit rester calme, en particulier, il faut éviter tous les facteurs stressants, le bruit, les personnels qui parlent fort... [89].

- Le maintien du meilleur niveau de compétence et l'obligation de la formation continue

Le médecin est tenu à une obligation de compétence scientifique, technique, normalement attendue d'un praticien [91], d'où l'importance de la formation initiale, mais aussi de la formation continue qui est une obligation aussi bien morale que déontologique conformément à l'article 14 du CDM.

- Agissement conformément aux données actuelles de la science.

A ce sujet, il serait préférable de parler « d'usages médicaux » qui sont définis par L. RENE comme étant « L'intégration dans la pratique quotidienne de l'évolution des données scientifiques, théoriques et pratiques bénéficiant d'un consensus acquis à travers les congrès, les publications, les séminaires en tenant compte aussi des normes d'écoles qui peuvent varier d'un endroit à un autre »[92].

L'article 33 du CDM consacré à l'économie des moyens rappelle : « le médecin doit limiter au nécessaire ses prescriptions et ses actes ». L'économie des moyens comporte d'ailleurs :
- le refus des risques injustifiés pour le diagnostic ou la thérapeutique ;
- la réduction au maximum des agressions que comporte toute exploration ;
- la prévention de la surcharge des laboratoires ou centres de radiodiagnostic par le refus d'examens redondants et multipliés.

- Prévenir les complications

Pour éviter les plaintes en responsabilité médicale, le radiologue doit disposer, sur place, de moyens effectifs de réanimation et d'un personnel entraîné à son usage. Le non respect de cette précaution élémentaire serait une négligence fautive, contraire à l'obligation de moyens et susceptible d'être source d'une condamnation [44].

Appeler ou prendre l'avis d'un confrère plus compétent en cas de complications ou de gestes délicats constitue une attitude de prudence très positive sur le plan médico-légal.

- Le contrôle permanent des moyens en personnel et en matériel

L'administration des centres hospitaliers doit assurer le bon fonctionnement et l'entretien du matériel ainsi que la qualité et le nombre du personnel. Le radiologue doit, au même titre, s'assurer du bon fonctionnement de son matériel avant les interventions. Il peut être tenu pour responsable de la défaillance ou de la mauvaise utilisation éventuelle d'un matériel.

- Une information loyale du patient et de son entourage

Elle constitue, sans aucun doute, un des meilleurs moyens de prévention du risque médicolégal du praticien. Cette information doit être simple, approximative, claire, intelligible, accessible à l'interlocuteur, non inquiétante mais loyale en ce qui concerne la possibilité de complications classiques après certaines interventions [93,94].

- La conservation du dossier radiologique :

Les moyens de défense du radiologue sont, avant tout, constitués par les pièce du dossier radiologique : les radiographies, bien étiquetée et datées, et le compte rendu radiologique. Bien que les radiographies soient le plus souvent adressées au dossier médical hospitalier, le radiologue ne peut pas conserver une copie surtout s'il s'agit de radiographies conventionnelles, mais il devra avoir la prudence de conserver une copie du compte rendu radiologique, pour lui permettre de se défendre en cas de plaintes portées contre lui ou contre son administration [41].

- Le respect des règles légales

Le respect des dispositions réglementaires en vigueur, du secret médical, de la volonté du patient dûment informé et, en dehors des complications statistiquement admissibles par les experts et les magistrats, le radiologue ne court, normalement, pas de risques médico-légaux graves [92].

La connaissance de la législation et de son évolution ; la lecture régulière des décisions « jurisprudentielles » est souvent fort instructive [71].

- L'obligation de contracter une assurance en responsabilité civile professionnelle

Il est tout a fait normal qu'une faute engendrant un dommage pour le malade ou son entourage puisse entraîner une réparation par les tribunaux civils.

Il est important que tout radiologue soit assuré en responsabilité civile professionnelle. En contractant une assurance, seront ainsi garanties les conséquences pécuniaires de la responsabilité que le médecin peut encourir, dans l'exercice de sa profession, en raison des dommages corporels et matériels, par suite de faute professionnelle non intentionnelle ou même de l'appareillage qu'il utilise [92].

Attitude à tenir après un incident ou un accident

Il convient cependant de rappeler qu'un patient mécontent, à tort ou à raison, peut avoir plusieurs motivations [95]:

- il veut avant tout comprendre ce qui est arrivé, connaître la vérité.
- obtenir une indemnisation et la réparation de son dommage.
- réclamer la sanction de son médecin.

Devant une plainte, faisant suite à un acte médical, il faut absolument éviter de rompre le dialogue, devenir introuvable ou dire n'importe quoi. Il faut plutôt [8,95] :

- avoir la compassion envers le patient sans vraiment reconnaître l'existence d'une faute,
- ne pas mentir, ce qui majorerait à terme le risque de perte de confiance,
- éviter de désigner un coupable, éviter de s'auto accuser trop vite,
- éviter toute modification du dossier médical,
- faire une copie entière du dossier médical et le conserver.

Conclusion

Conclusion

Parallèlement aux progrès techniques et scientifiques de la médecine de l'ère actuelle, la radiologie a connu une évolution considérable.

La numérisation de l'image, avec la tomodensitométrie et l'angiographie digitalisée, et l'image sans rayons X avec l'échographie et la résonance magnétique nucléaire, ont bouleversé le domaine de l'imagerie médicale

La radiologie est devenue aussi interventionnelle. Elle permet la réalisation de nombreux actes diagnostiques et thérapeutiques aussi efficaces et moins agressifs que leurs équivalents chirurgicaux. Ces techniques invasives, de plus en plus utilisées, ont un risque plus important de complications.

Devant les progrès de la radiologie et l'emploi d'appareils sophistiqués, capables de donner des résultats précis, le patient ne peut comprendre, ni admettre que le radiologue puisse faire une erreur diagnostique, ou qu'un accident survienne à la suite d'une exploration ou d'une intervention radiologique.

La responsabilité médicale en radiologie, comme dans les autres spécialités médicales, est basée sur la notion de faute, mais avec la particularité d'être confrontée à des problèmes de diagnostic, de plus en plus complexes, et des complications parfois graves.

Les particularités de cette discipline, la diversité des circonstances de mise en jeu de la responsabilité en radiologie, l'importance de l'information et des notions de responsabilité partagée nous ont motivé pour réaliser ce travail.

L'objectif de notre travail est de :
- rappeler les principes généraux de la responsabilité médicale en Tunisie ;
- préciser les particularités de la responsabilité médicale en radiologie en droit tunisien et en droit comparé ;
- proposer des mesures préventives, des précautions et des conseils capables de réduire la mise en jeu de la responsabilité en radiologie.

Pour atteindre ces objectifs, nous nous sommes basés sur l'analyse et la discussion de six affaires en responsabilité médicale impliquant la radiologie.

Dans trois affaires, il s'agit d'un choc anaphylactique mortel à la suite d'une injection d'un produit de contraste iodé lors de la réalisation d'un scanner. Les experts ont conclu à l'absence de faute médicale. Le dommage étant en rapport avec un aléa médical.

L'erreur diagnostique, non fautive et excusable, a été retenue dans l'une des affaires et la responsabilité du radiologue n'a pas été engagée. Il s'agit d'un diagnostic erroné d'une lithiase vésiculaire au lieu de diagnostic d'une agénésie vésiculaire. La décision des experts a été motivée, dans ce cas, par le fait que le diagnostic échographique d'une agénésie vésiculaire est un diagnostic difficile.

Dans une autre affaire, la responsabilité du radiologue a été retenue pour défaut de précaution. Il s'agit d'une aggravation d'une insuffisance rénale préexistante à la suite d'une injection d'un produit de contraste iodé lors d'un scanner abdominal. Selon les experts, le radiologue a manqué à son devoir d'ajustement des doses en fonction de l'état de santé du patient.

De même, la responsabilité du radiologue a été retenue pour le non respect d'une contre-indication. Il s'agit de la pratique d'une hystérographie chez une femme récemment césarisée. Cet examen s'est compliqué d'une fistule utéro-digestive. Les experts ont conclu que la pratique de cet examen est contre-indiquée dans un délai de six mois d'une intervention sur l'utérus.

Au terme de ce travail, nous avons constaté que le médecin radiologue agit, schématiquement, en trois temps essentiels pendant lesquels il est responsable de ce qu'il fait à savoir :
- La vérification de l'indication de l'examen, l'information et le recueil du consentement éclairé et la préparation du malade.
- La réalisation technique de l'acte, avec toutes les précautions à prendre, le contrôle des locaux et des appareils utilisés, du personnel employé et le respect des mesures de radioprotection.

- Le radiodiagnostic proprement dit avec l'interprétation des images obtenues, l'élaboration du compte rendu et la transmission des résultats.

En matière d'indication, le radiologue doit répondre à une demande d'exploration pour résoudre un problème diagnostique posé par une situation clinique décrite par le clinicien. Pendant ce temps, l'étude du dossier médical est capitale pour la recherche d'une éventuelle contre-indication, dresser un bilan comparatif d'imagerie et prendre une idée sur les éléments cliniques essentiels.

La jurisprudence française s'attache au fait que l'examen doit avoir un intérêt pour le patient. Il est illégitime de réaliser un acte ne comportant pas d'intérêt diagnostique, thérapeutique ou encore sans aucune conséquence sur le pronostic du patient.

C'est au radiologue que revient en dernier la responsabilité des indications et des contre-indications relevant des actes d'imagerie qu'il a accepté de pratiquer. Le radiologue n'est pas un simple technicien exécutant des prescriptions mais un médecin spécialiste qui peut discuter des indications et refuser de les suivre.

La deuxième étape de l'acte de radiodiagnostic est l'information et le recueil du consentement. L'information doit porter sur les différentes investigations, traitements proposés, leur utilité, leur urgence éventuelle et les risques fréquents ou graves normalement prévisibles.

En radiologie, plus un acte est complexe et risqué, plus il est nécessaire que l'information soit donnée à l'avance afin de ménager un délai réflexion.

Le défaut d'information constitue une faute pouvant engager la responsabilité civile du médecin. La faute est constituée par le manquement à l'obligation d'information, le dommage est une perte de chance de refuser un acte médical ou de choisir un autre moyen d'investigation.

Conclusion

Lors de la réalisation de l'examen, le radiologue doit se trouver dans la salle ou à proximité pour pouvoir suivre le déroulement de l'examen et intervenir dés qu'un problème survient. En effet, plusieurs accidents et complications peuvent survenir, mettant ainsi en jeu sa responsabilité.

Parmi ces problèmes, on cite les complications liées à l'utilisation des produits de contraste iodés. Ces produits entraînent des accidents assez fréquents, mais rarement graves et exceptionnellement mortels.

Ces accidents sont représentés essentiellement par les réactions allergiques immédiates ou tardives et la néphropathie induite par les produits de contraste.

Tout acte de radiodiagnostic utilisant un produit de contraste nécessite une prescription de la préparation de l'examen et des produits de contraste. Cette préparation peut correspondre à une modulation de la thérapeutique préexistante, mais peut aussi être non médicamenteuse. Le radiologue est totalement responsable de ces prescriptions ainsi que du contrôle de leur bonne application.

Si, le plus souvent, aucune faute n'est retenue en cas d'accident aux produits de contraste, la jurisprudence sanctionne surtout l'indication non justifiée de l'acte et le risque infligé inutilement au patient.

A coté des réactions aux produits de contraste iodés, d'autres complications sont possibles dont la survenue d'accidents vasculaires, l'infection par défaut d'asepsie, ou les complications locales ou accidents de perfusion, ...

A coté des risques inhérents aux techniques utilisées, la radiologie présente la spécificité d'avoir un risque supplémentaire lié aux accidents de manipulation ou d'installation. En effet, pendant l'installation, les déplacements de la table, ou les mobilisations du malade, celui-ci peut subir un traumatisme.

Les lésions traumatiques observées sont plus au moins graves et constituent un motif important de plaintes. La responsabilité peut être engagée pour négligence ou défaut de précaution.

Conclusion

Le radiologue et le technicien doivent prendre toutes les précautions et veiller à la sécurité du patient. Ils doivent utiliser tous les moyens dont ils disposent pour éviter la survenue de tels accidents.

La dernière étape du radiodiagnostic est la rédaction du compte rendu et la délivrance des clichés. Ces éléments vont servir de support à l'élaboration du diagnostic. La bonne qualité de l'image et son étiquetage, sont indispensables à l'accomplissement de cet acte intellectuel. Le radiologue est tenu de remettre des clichés exacts et, en cela, il est soumis à une obligation de résultats.

L'erreur de diagnostic ne devient fautive que lorsqu'elle résulte d'un manquement à des obligations d'agir conformément aux données de la science devant les symptômes traduisant la maladie. C'est en vertu de ce principe que des erreurs de diagnostic du radiologue n'ont pas été retenues, comme fautives, devant des cas difficiles.

Parallèlement à l'erreur de diagnostic, un retard de diagnostic, peut engager la responsabilité du radiologue selon la notion de perte de chance.

L'interprétation sera soldée normalement par la délivrance d'un compte rendu radiologique. Ce dernier est le moyen de communication des radiologues entre eux et avec les médecins prescripteurs et, dans un grand nombre de cas, il est lu par le patient. Son contenu met en jeu la responsabilité mais aussi la crédibilité de celui qui l'écrit.

Le compte rendu radiologique est un document médical qui obéit aux principes édités par le code de déontologie médicale. Il doit être aussi bref que possible pour un cliché ou un examen strictement normal. L'absence ou la perte d'un compte rendu ou du cliché radiologique, même normal, peut engager la responsabilité médicale du radiologue.

La responsabilité en cas de défectuosité des appareils a été invoquée depuis les débuts de la radiologie. Actuellement, la jurisprudence retient nettement une responsabilité particulière du médecin du fait des appareils qu'il utilise : lorsqu'une chose est en cause, ayant entraîné, par un mauvais fonctionnement, un dommage, le médecin doit répondre, bien qu'aucune faute n'ait été prouvée. C'est bien « une obligation de sécurité-résultat » qui pèse sur le radiologue dans l'utilisation de son matériel.

Dans le secteur libéral, le radiologue peut s'adresser à une entreprise spécialisée qui, par contrat, assurera l'entretien et les réparations de l'appareil.

Dans le secteur public, le matériel appartient à l'hôpital. En cas de dysfonctionnement, c'est à la direction de l'établissement d'apporter la preuve d'une maintenance suffisante. Le médecin doit agir prudemment en signalant toute défectuosité du matériel à la direction, et en conservant une trace. Il peut, cependant commettre une faute s'il utilise un appareil malgré un défaut connu.

Le technicien en radiologie travaille sous la responsabilité du médecin radiologue quelque soit le mode d'exercice de ce dernier. L'exercice de cette profession requiert des qualités humaines, une bonne formation en soins et un sens de la responsabilité.

Le technicien en radiologie accomplit des actes professionnels qui lui incombent sous la responsabilité et la surveillance du médecin radiologue : le radiologue est responsable du fait des préposés.

En matière de radiologie interventionnelle, le radiologue est assimilé à un chirurgien. Sa responsabilité pourrait être engagée aux différents temps de l'acte.

- Avant l'acte: indication, information du malade, préparation du malade, vérification du matériel.
- Pendant l'acte: respect des règles de sécurité, compétence technique, contrôle de l'acte.
- Après l'acte: surveillance du malade en collaboration avec le médecin prescripteur et le médecin anesthésiste.

Conclusion

La téléradiologie constitue un moyen d'optimisation de la qualité de prise en charge du patient mais doit se faire dans le respect des règles de l'information et du consentement du malade ainsi que du secret médical généralement partagé par plusieurs intervenants. La télémédecine renforce la responsabilité de chacun des médecins intervenants au diagnostic et au traitement.

Enfin, il est important de rappeler que l'exercice de la radiologie comporte le respect strict et régulier des normes de radioprotection édictées notamment par la commission internationale de protection radiologique, surtout en cas de grossesse.

Au total, il semble aussi bien pour la radiologie que pour toute autre spécialité médicale que la connaissance des mesures de prévention du risque médicolégal semble être le meilleur moyen pour éviter, aux victimes d'accidents, des procédures longues et complexes et malheureusement souvent sans issue, et pour le corps médical, des poursuites contraignantes sur le plan moral, professionnel et matériel.

Références bibliographiques

Références bibliographiques

[1] **Rémy J.** Pneumologie et radiologie. État actuel des relations et perspectives. Rev Mal Respir 2003;20:11-4.

[2] **Dubrana F.** La chirurgie dans son histoire : de l'incantation à une éthique de la pratique. Annales orthopédiques de l'Ouest 2007;39: 22-4

[3] **Bernard M, Bernard G.** Histoire de la responsabilité médicale. Revue française du dommage corporel 1997;2:133-45.

[4] **Malicier D, Miras A, Feuglet P, Faivre P.** La responsabilité médicale. Données actuelles. 2ème édition. Paris : Éditions ESKA/Éditions Alexandre Lacassagne, 1999.

[5] **Chaker A.** La responsabilité médicale : à travers l'histoire de la médecine arabo-musulmane [en ligne]. Disponible sur : http://www.amaf-france.org/images/LaresponsabilitemedicaleDV.pdf. Consulté le 15juin2009.

[6] **Ben Issa M.** L'expertise en responsabilité médicale. A propos de 100 cas. Thèse de doctorat en Médecine, Sfax; 2005.

[7] La responsabilité. Dossier. Première partie. L'organisation du droit. Droit, Déontologie et soins 2007;7(1):40-7.

[8] **Vilanova J.** Ce qu'il faut savoir sur la responsabilité civile professionnelle du médecin. Rev Prat 1995;9:63-64.

[9] **Sasson D.** Prévention et gestion du conflit médecin-patient. Chir Main 2007;26:67-87.

[10] **Caizergues C, Giocanti D, Léonetti G.** L'obligation de résultats dans le sens sécurité résultat. J Med Leg Droit Med 1997;40(4):303-5.

[11] **Clément S, Piva C.** Responsabilité médicale pénale, civile, administrative et disciplinaire. Définition et notions élémentaires. Rev Prat 1997;47:1967-70.

[12] **Thibierge M, Fournier L, Cabanis EA.** Principes de responsabilités médicales et exercice en imagerie médicale. J radiol 1999;80:701-7.

[13] **Code de déontologie médicale.** Publications de l'Imprimerie Officielle de la République Tunisienne 2009 [en ligne]. Disponible sur : http://www.iort.gov.tn. Consulté le 15mai2009

[14] **Bernard M.** État actuel de la responsabilité médicale en matière civile. J Med Leg Droit Med 2003;46(4-5):296-304.

[15] **Code des obligations et des contrats.** Publications de l'Imprimerie Officielle de la République Tunisienne 2009 [en ligne]. Disponible sur : http://www.iort.gov.tn. Consulté le 15mai2009

[16] **Béry A.** Responsabilité civile : aspects éthiques et juridiques. Encycl Méd Chir (Elsevier Paris SAS), Odontologie, 23-843-A-10, 2006.

[17] **Larche-Mochel M, Doignon J.** Faute médicale, risque thérapeutique, aléa thérapeutique : à la recherche de définitions et de possibilités d'indemnisations. J Med Leg Droit Med 1996;39(7-8):584-5.

[18] **Gromb S.** Aspects médico-légaux : responsabilité médicale. EMC (Elsevier Masson SAS Paris), Cosmétologie et Dermatologie esthétique, 50-270-A-10, 2006.

[19] **Démont L.** Responsabilité pénale : Chronique de jurisprudence. Médecine & Droit 2003;62(63):139-51.

[20] **Vayre P, Planquelle D, FabreH.** Le lien de causalité en matière de responsabilité médicale. Médecine & Droit 2005:78-84.

[21] **Bernard M.** État actuel de la responsabilité médicale en matière pénale. J Med Leg Droit Med 2003;46(7-8):488-95.

[22] **Clement R.** Responsabilité pénale. La faute caractérisée, source d'un dommage engageant une responsabilité pénale. Médecine & Droit 2008;88:10-3.

[23] **Code pénal.** Publications de l'Imprimerie Officielle de la République Tunisienne 2009 [en ligne].
Disponible sur : http://www.iort.gov.tn. Consulté le 15mai2009

[24] **Statut général des personnels de la fonction publique.** Publications de l'Imprimerie Officielle de la République Tunisienne 2009 [en ligne].
Disponible sur : http://www.iort.gov.tn. Consulté le 15mai2009

[25] **Montpellier D, Manaouil C.** Le risque partagé. Responsabilité des différents intervenants. Actes des 23èmes Journées d'Anesthésie Réanimation de Picardie. [en ligne] 2006 juin, Amiens, France.
Disponible sur : http://www.jarp.fr/Doc/JARP06/02-RisquePartageTXT.pdf. Consulté le 15juin2009.

[26] **Hazerbroucq V.** La faute détachable de la fonction du médecin hospitalier. SRH info [en ligne] 2007-2ème trimestre:16-7. Disponible sur : http://www.srh-info.org/upload/2_2007.pdf. Consulté le 15septembre2009.

[27] **Duguet AM.** Le contentieux disciplinaire de l'ordre des médecins. J Med Leg Droit Med 2004;47(2-3):99.

[28] **Ayari M.** Contribution à l'étude de la faute médicale en milieu hospitalier (à propos de 9 décès). Thèse de doctorat en médecine, Tunis ; 1986.

[29] **S'informer et se former en responsabilité médicale.** J Neuroradiol 1997 ;24:291-303.

[30] **Le Gall G, Le Gall F, Clement C, Borg R.** Le médecin face à la procédure pénale : points de vue du médecin et du juriste. Ann Fr Anesth Reanim 2006 ;25:1090-5.

[31] **Jarde O, Gignon M, Manaouil C.** La plainte et ses différents chemins médico-légaux. Actes des 23èmes Journées d'Anesthésie Réanimation de Picardie. [en ligne] 2006 juin, Amiens, France.
Disponible sur : http://www.jarp.fr/Doc/JARP06/01-PlainteTXT.pdf.
Consulté le 15juin2009.

[32] **Larousse Médical.** 3ème édition. Paris : Larousse /VUEF 2002:868.

[33] **Pallardy G, Mabille JP.** Antoine Béclère (1856-1939). J Radiol 1999;80:600-3.

[34] **Thiolet JM.** Responsabilité du radiologue : Etude de la jurisprudence. Thèse de doctorat en médecine, Lyon I : 1987.

[35] **Sourina JC.** Histoire de la médecine. Paris : Éditions la découverte, 2004.

[36] **Conseil d'état Français, 22 novembre 1967,** Recueil des arrêts du Conseil d'Etat 1967 [en ligne].
Disponible sur : http://www.conseil-etat.fr/cde/fr/base-de-jurisprudence.
Consulté le 13septembre2009.

[37] **Jurisprudence et décisions administratives.** Bulletin de droit nucléaire [en ligne]. 1999 Juin;63 :43-66.
Disponible sur : http://www.nea.fr/html/law/nlbfr/nlb-63/juris.pdf.
Consulté le 13septembre2009

[38] **Truche P, Costil H, Muller et al.** Responsabilité en télémédecine. J Med Leg Droit Med 1997;40(5):63-64.

[39] **Benzarti A.** Contribution à l'étude de la responsabilité médicale hospitalière : à propos de 20 affaires jugées en dernier ressort par le tribunal administratif. Thèse de doctorat en médecine, Tunis ; 1999.

[40] **De Levis Andrieu P., Caillé JM.** Responsabilité et évolution de l'imagerie médicale. J Radiol 1995;76(6):329-37.

[41] **Hazerbroucq V.** Aspects médico-légaux de l'imagerie thoracique en l'an 2000. Rev Pneumol Clin 2000;56(2):156-62.

[42] **Hazerbroucq V.** Aspects médico-légaux des nouveaux scanners volumiques. SRH info [en ligne] 2002-4ème trimestre:17-21. Disponible sur : http://www.srh-info.org/upload/4_2002.pdf. Consulté le 15septembre2009.

[43] **Hazerbroucq V.** Les rayons X, le clinicien, le manipulateur, le radiologue, la réglementation de la radioprotection et la grossesse. SRH info [en ligne] 2003-2ème trimestre:18-21.
Disponible sur : http://www.srh-info.org/upload/2_2003.pdf.
Consulté le 15septembre2009.

[44] **Grellet J, Hazebroucq V.** Accidents et complications médicolégales en imagerie digestive. Encycl Méd Chir (Elsevier, Paris), Radiodiagnostic – Appareil digestif, 33-018-A-10, 1999, 11 p.

[45] **Manaouil C, Saliou G, Valléé JN, Jardé O.** La loi du 4 mars 2002 : comment l'appliquer en matière d'information en matière de radiologie. J Radiol 2006;87:356-62.

[46] **Cardona J, Cordier AL, Malicier D.** Les droits du malade. J Med Leg Droit Med 2003;46(7-8):453-62.

[47] **Grombs S.** L'évolution du droit à l'information du patient. Presse Med 2003;32(12):535-7.

[48] **Le Gall G, Le Gall F.** La loi du 4 mars 2002 et ses implications dans la pratique médicale. Ann Fr Anesth Reanim 2006;25:472-8.

[49] **Debray MP, Messin B., Bonneville F., Laissy JP., Cinqualbre A., Schouman-Claeys E.** Information des patients et produits de contraste iodés. J Radiol 1999 ;80:437-40.

[50] **Jean Louis S, Carol J.** Protection de la personne. Droit des patients en psychiatrie. Médecine & Droit 2005:33-49.

[51] **Dedouit F, Grill S, Thomas A, Otal P, Joffre F, Telmon N et al.** Aspects médico-légaux des gestes interventionnels en radiologie ostéo-articulaire, Information du patient et consentement éclairé. J Radiol 2007;88:1261-3.

[52] **Albert N.** Obligation d'information médicale et responsabilité. Revue française de droit administratif 2003:353-61.

[53] **Rougé-Maillart C, Gosset D, Penneau M.** Initiation au droit médical. Généralités-Information du patient. Sur le devoir d'information du patient. Feuillets de radiologie 2001;41(3):262-8.

[54] **Belknani F.** La faute dans la responsabilité civile du médecin. Etudes juridiques (revue publiée par la faculté de droit de Sfax) 2003 :209-74.

[55] **Lavigne T, Imhoff O, Roedlich MN, Meziani F, Castelain V, Schneider F.** Utilisation des produits de contraste au cours des examens radiologiques réalisés en urgence : risques et précaution à prendre. Réanimation 2003;12: 510-8.

[56] **Dewachter P, Mouton-Faivre C.** Prévention des réactions sévères après injection de produits de contraste iodés: revue de la littérature. J Radiol 2003; 84:535-44.

[57] **Lambert Faivre Y.** La responsabilité médicale confrontée à l'évolution du droit et de la science. J Med Leg Droit Med 1996;39 (7-8):584-5.

[58] **Mahjoub T.** Coronarographie chez la femme tunisienne : à propos de 572 observations. Thèse de doctorat en Médecine, Tunis ; 1997.

[59] **Clément O.** Iatrogénie des produits de contraste. J Radiol2005;86 :567-72.

[60] **Vanpoulle-Laboulet C, Vanpoule JP, Jardé O, Grumbach Y.** Responsabilité médicale et utilisation des produits de contraste en radiologie. J Med Leg Droit Med 1996;39 (5):315-8.

[61] **Rodat O, Nicolas G.** Des actes médicaux inutiles et la responsabilité médicale. J Med Leg Droit Med 1991;34:192-203.

[62] **Hazerbroucq V.** Imagerie Médico-légale : Extravasations et complications locales de l'injection de produits de contraste. SRH info [en ligne] 2002-2ème trimestre:18-21. Disponible sur : http://www.srh-info.org/upload/2_2002.pdf. Consulté le 15septembre2009.

[63] **Moquet-Anger ML** Chronique de responsabilité médicale à l'hôpital. Médecine & Droit 2003;61:115–22.

[64] **Chater SK.** La responsabilité médicale en radiologie : à propos de 4 affaires. Thèse de doctorat en médecine, Sousse ; 2004.

[65] **Sicot C, Baranger D.** Un accident de transport intrahospitalier. Réanimation 2003;12:268-70.

[66] **Dérobert L.** Responsabilité du radiologue. Dans : Droit médical-Déontologie médicale. Paris: Éditions Flammarion,1974 : 311-14.

[67] **West Rebecca.** Radiology malpratice in the emergency room setting. Emerg Radiol 2000,7:14-8.

[68] **Picard L.** La responsabilité médico-légale en radiologie diagnostique et interventionnelle. Revue française du dommage corporel 1997;2:187-94.

[69] **Coussement A, Bertrand P, Ramée A, Philippe C, Andrieu de Levis P, Caillé PM.** Technologie de base. Vie relationnelle (Enseignement des spécialistes en Radiologie et Imagerie Médicale). Edicerf-Web [en ligne] 1995. Disponible sur: http://www.med.univ-rennes1.fr/cerf/edicerf/BASES/BA005.rtf. Consulté le 13septembre2009.

[70] **Berlin L.** Malpractice Issues in Radiology: Liability of radiologists when supervising technologists. AJR Am J Roentgenol 1999;172:285-9.

[71] **Picard L, Bracard S, Braun M, Anxionnat R, Moret C, Lebedinsky A et al.** Risques et responsabilités en radiologie diagnostique et interventionnelle. Aspects éthiques et médico-légaux. J Radiol 2005;86:579-85.

[72] **Berlin L.** Malpractice Issues in Radiology: Perceptual errors. AJR Am J Roentgenol 1996;167:587-90.

[73] **Berlin L.** Malpractice and radiologists in cook county, IL: trends in 20 years of litigation. AJR Am J Roentgenol 1995;165:781-8.

[74] **Sicot C.** Responsabilité civile professionnelle. Rapport du Conseil médical du Sou médical - Groupe MACSF sur l'exercice 2006. Responsabilité [en ligne] 2007 novembre ;n°hors série :6-32. Disponible sur : http://www.macsf.fr/file/docficsite/pj/risque_professions_sante_35151.pdf. Consulté le 13septembre2009

[75] **Sicot C.** Responsabilité civile professionnelle. Rapport du Conseil médical du Sou médical - Groupe MACSF sur l'exercice 2007 [en ligne]. Disponible sur : http://www.macsf.fr/file/docficsite/pj/rapport_activite_12796.pdf. Consulté le 13septembre2009

[76] **Berlin L.** Storage and release of radiographs. AJR Am J Roentgenol 1996; 168: 895-7.

[77] **Leclère J, Leclère C, Ollivier L.** Le compte rendu radiologique : à fond la forme. J Radiol 2007;88:297-303.

[78] **Joffre F.** Le compte rendu radiologique. J Radiol 2007;88:217.

[79] **Blais C, Sanson L.** The radiologic report: a realistic approach. Can Assoc Radiol J 1995;46:19-22.

[80] **Dacher JN, Lechevallier J.** La demande d'examen vu par le radiologue, le compte-rendu vu par le clinicien. J Radiol 2007;88:855-8.

[81] **Conge E, Houdart L.** La responsabilité de médecins radiologues hospitaliers. J Radiol 1989;70:203-31

[82] **Gauron MC, Boulay MH.** Radioprotection. Encycl Méd Chir (Elsevier SAS, Paris), Toxicologie – Pathologie professionnelle, 16-700-A-10, 2006.

[83] **Le Dosseur P, Sannier N.** Guide du bon usage des examens d'imagerie médicale chez l'enfant et responsabilité du prescripteur. Archives de pédiatrie 2006;13: 784-97.

[84] **Cordoliani Y-S., Foehrenbach H., Dion A-M. et Lahutte M.** Risques liés à l'exposition d'une grossesse aux rayonnements ionisants. J Radiol 2005;86: 601-6.

[85] **Ridereau-Zins C, Guyard J, Renou B, Lenthéric JM, Delorme B, Caron C et al.** Grossesse et irradiation médicale. Feuillets de Radiologie 2005;45(1):75-7.

[86] **Hazerbroucq V.** Imagerie médico-légale : Téléimagerie. SRH info [en ligne] 2003-1ème trimestre :18-21. Disponible sur : http://www.srh-info.org/upload/1_2003.pdf. Consulté le 15septembre2009.

[87] **Hazerbroucq V.** Téléradiologie : des évolutions juridiques récentes en télémédecine. SRH info [en ligne]2005-1er trimestre:10-15. Disponible sur : http://www.srh-info.org/upload/1_2005.pdf. Consulté le 15septembre2009.

[88] **Bukata R, Hoffman J.** Medical Legal Issues in Teleradiology. AJR Am J Roentgenol 1996;166 (3):505.

[89] **Ollivier L, Leclère J, Ruszniewski M, Neuenschwander S.** Améliorer la communication entre le radiologue l'enfant et les parents. Archives de pédiatrie 2006;13:758-60.

[90] **Leclère J, Ollivier L, Ruszniewski M, Neuenschwander S.** Améliorer la prise en charge des malades en imagerie médicale : Le CREDO et les PERLES du radiologue. J Radiol 2006;87:1831-36.

[91] **DURRIEU-DIEBOLT Me.** dans quel cas peut on engager la responsabilité du médecin ? [en ligne]. Disponible sur : http://www.caducee.net/Droit-Sante/DroitSante/Responsabilite/responsabilite-medecin.asp. Consulté le 13septembre2009

[92] **Maatoug S.** Contribution à l'étude de la responsabilité médicale en gynécologie obstétrique. Thèse de doctorat en médecine, Sfax ;1989.

[93] **Viguier G, Seguy B.** Prévention en obstétrique. Revue française du dommage corporel 1997;(2):227-30.

[94] **Marty J.** Conduite à tenir dans les suites immédiates d'un accident d'anesthésie. Ann Fr Anesth Reanim 2004;23:75-7.

[95] **Hazerbroucq V.** Comment éviter de compliquer un pépin médical par une catastrophe juridique. SRH info [en ligne] 2008-3ème trimestre:15-7. Disponible sur : http://www.srh-info.org/upload/3_2008.pdf. Consulté le 15septembre2009.

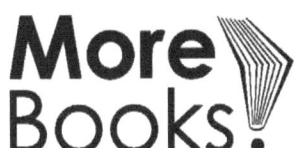

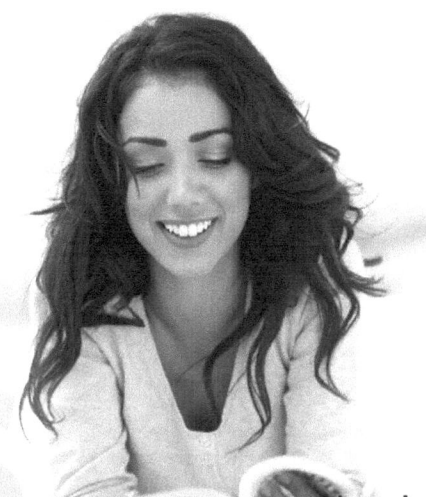

Oui, je veux morebooks!

I want morebooks!

Buy your books fast and straightforward online - at one of the world's fastest growing online book stores! Environmentally sound due to Print-on-Demand technologies.

Buy your books online at
www.get-morebooks.com

Achetez vos livres en ligne, vite et bien, sur l'une des librairies en ligne les plus performantes au monde!
En protégeant nos ressources et notre environnement grâce à l'impression à la demande.

La librairie en ligne pour acheter plus vite
www.morebooks.fr

SIA OmniScriptum Publishing
Brivibas gatve 1 97
LV-103 9 Riga, Latvia
Telefax: +371 68620455

info@omniscriptum.com
www.omniscriptum.com

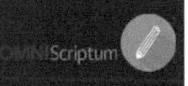

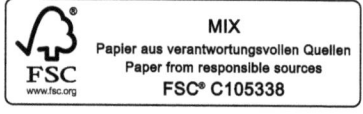

Printed by Books on Demand GmbH, Norderstedt / Germany